発達障害の人の「就労支援」がわかる本

監修

早稲田大学
教育・総合科学学術院教授
梅永雄二

健康ライブラリー
スペシャル

講談社

まえがき

発達障害の人への就労支援が年々、広がりをみせています。

　これまでにも地域障害者職業センターなどの公的機関を中心に、さまざまな就労支援がおこなわれてきましたが、近年はそれらに加えて民間の就労移行支援事業所が急増し、日本全国で就労支援を受けやすくなってきました。

　また、かつては就労支援といえば就職時のサポートが基本でしたが、現在は就職だけでなく、就職後の職場定着まで、長期的に支援することが当たり前になりました。

　発達障害の人の場合、知識や技術をいかして就職することはできても、人間関係などに悩んで職場になじめず、結果として、退職してしまうことがあります。そのような問題を防ぐために、職場定着までをみすえて支援するケースが増えているのです。

　職場定着をめざす場合には、仕事そのものをこなすための「ハードスキル」だけでなく、人間関係や日常生活に必要な「ソフトスキル」を整えていくことも必要です。最近の就労支援では、ソフトスキルを伸ばしたり補ったりするための対応もおこなわれています。

　発達障害の人への就労支援はこのように、量的にも質的にも、充実してきました。

　本書では、そんな就労支援の「基本的なしくみ」を解説していきます。就労支援にはさまざまな形式がありますが、基本的な内容や流れは共通しています。本書を読んでいただければ、就労支援の全体像やポイントを、手早くおさえていただけることと思います。

　就労支援を利用する当事者はもちろん、その当事者を受け入れる企業側にも、参考にしていただける本です。発達障害の就労支援を知るための最初の一冊として、ぜひご活用ください。

早稲田大学教育・総合科学学術院教授

梅永雄二

1 発達障害の人の「働きづらさ」とは

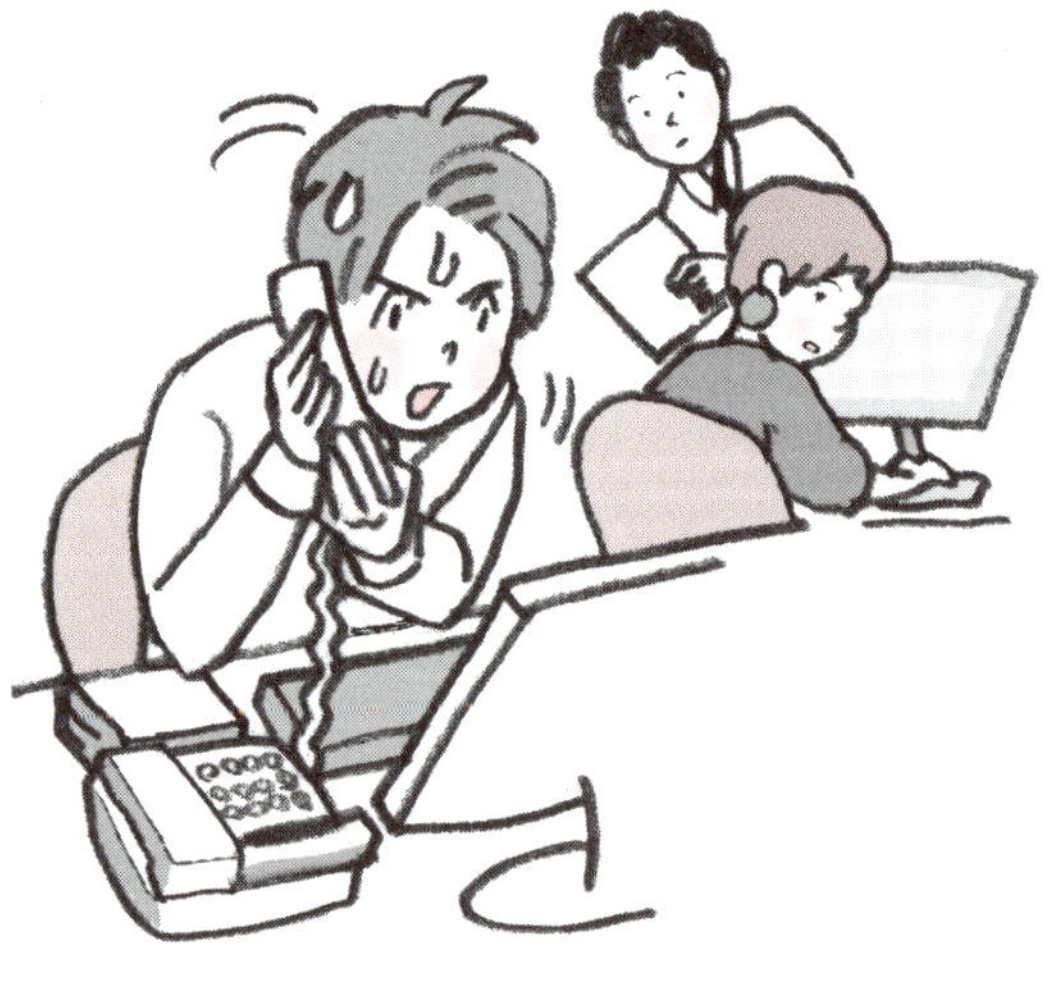

2 働きづらさは「就労支援」で解消できる

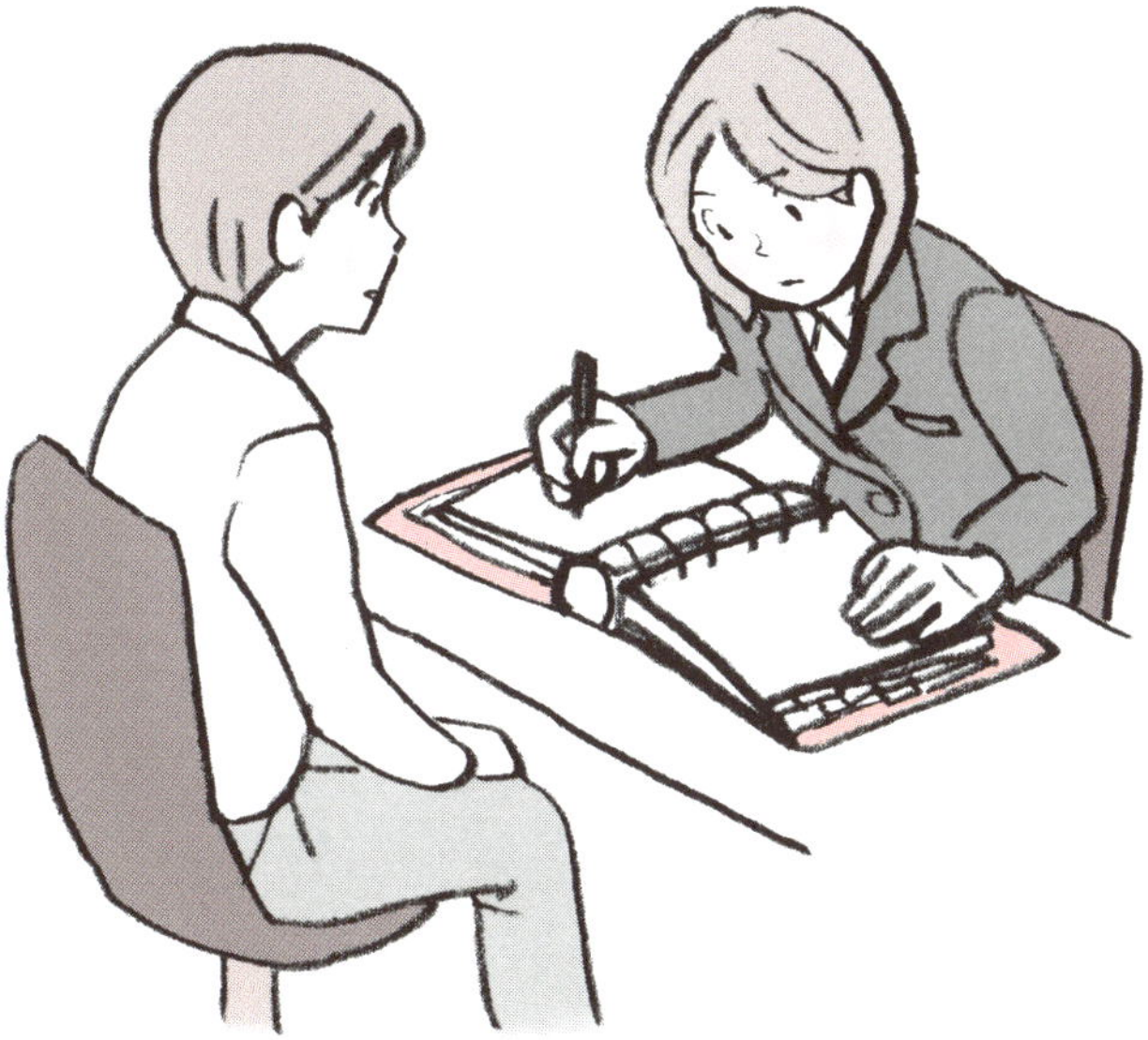

3 本人も企業も利用できる「3つの就労支援」

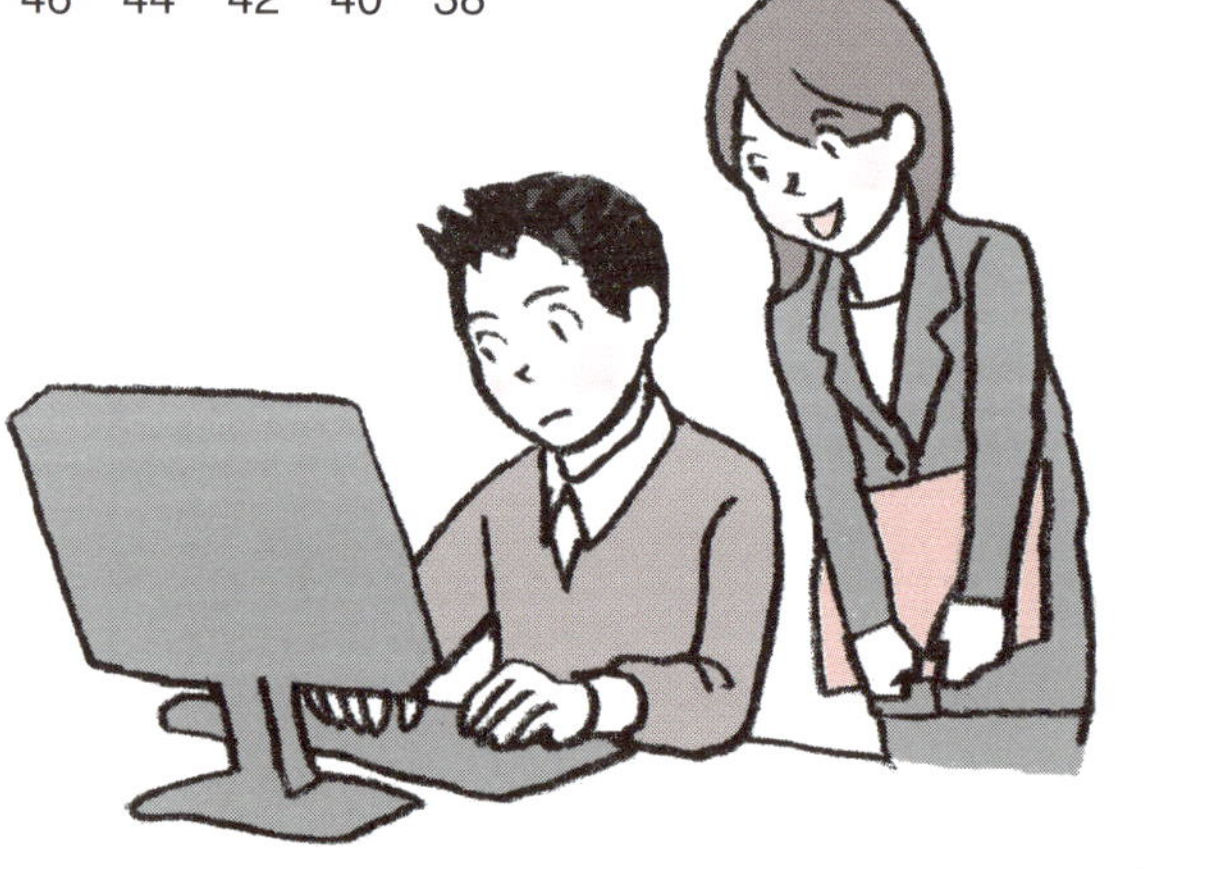

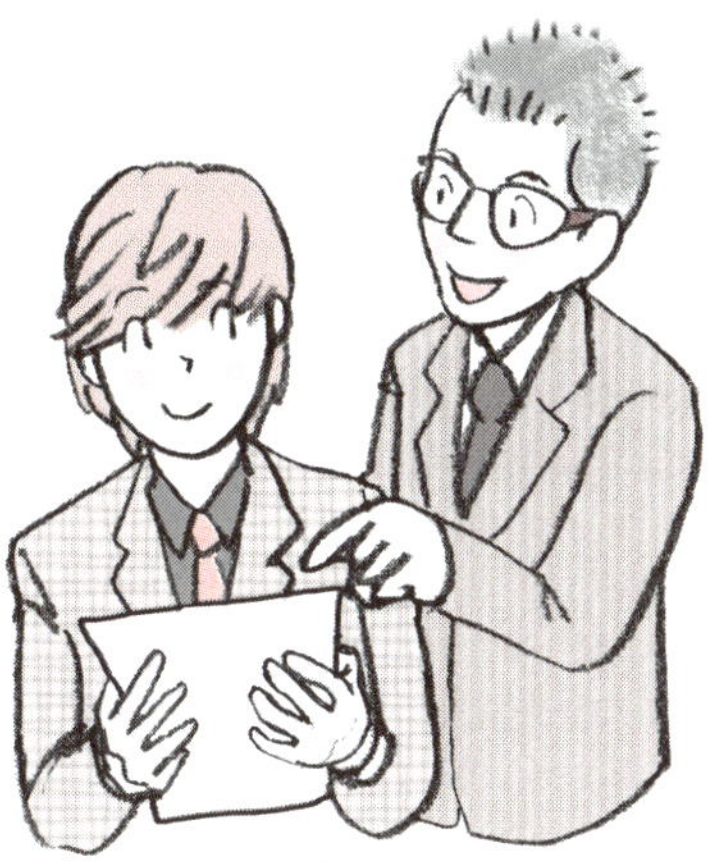

就労支援とは

発達障害の人の「働きづらさ」へのサポート

発達障害の人の「働きづらさ」

発達障害の人には「対人関係が苦手」「不注意」「感覚過敏」といった特性があり、それが「働きづらさ」につながることがあります。

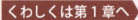

くわしくは第１章へ

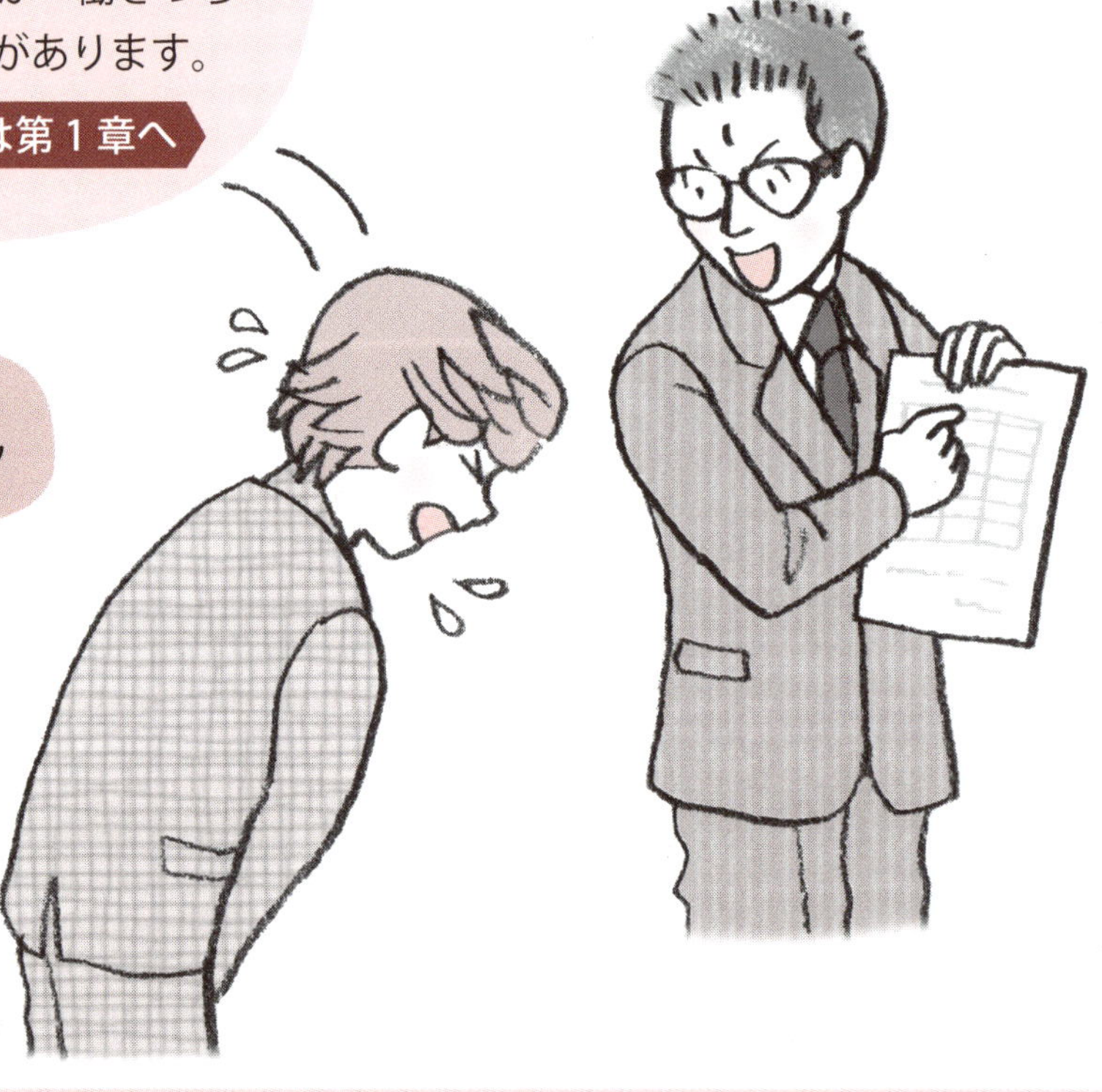
何回、同じミスをするんだ！　昨日も同じことを注意したじゃないか
申し訳ありません

「不注意」の特性があると、ケアレスミスが多くなりやすい。そのために「働きづらさ」を感じるという人がいる

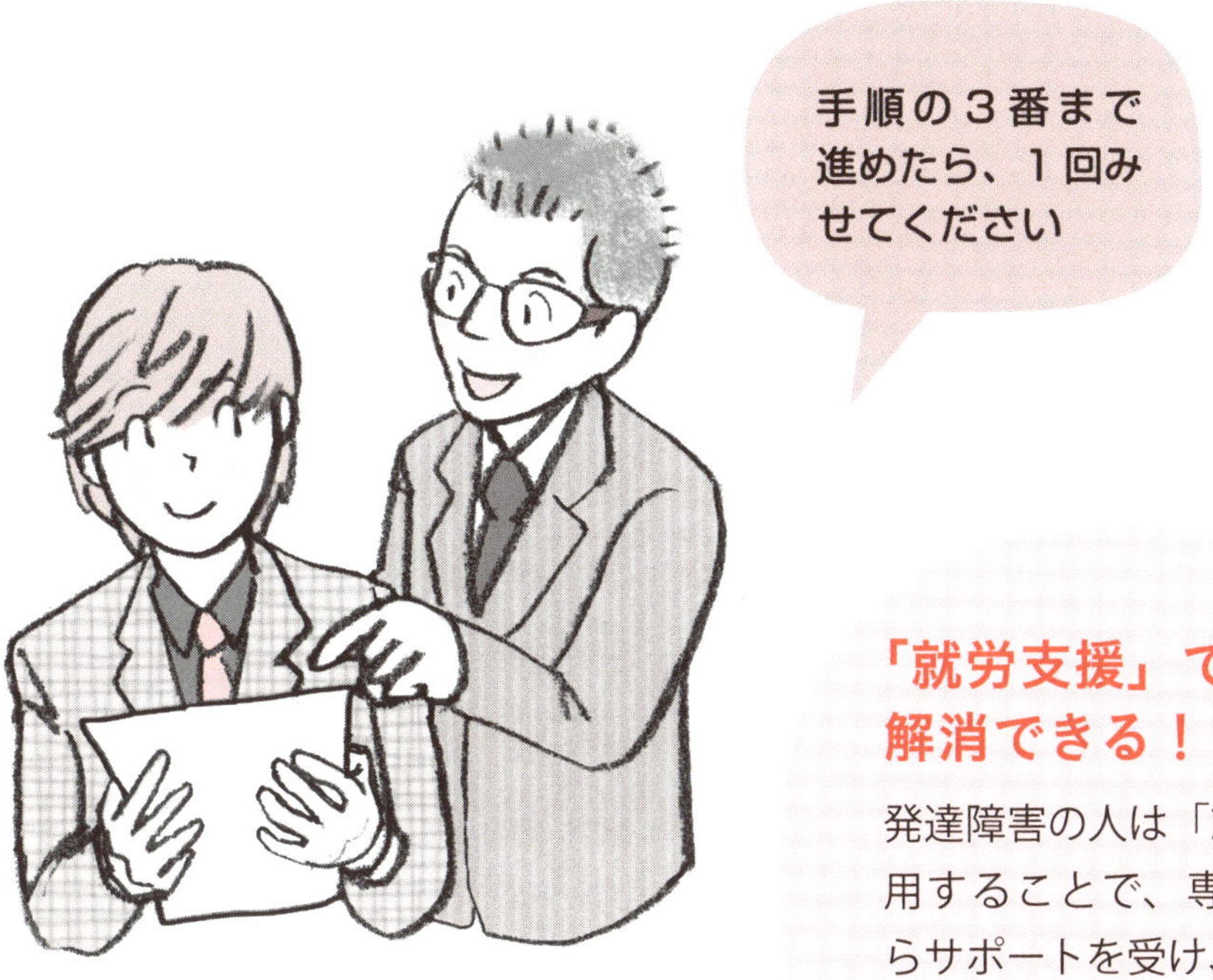
手順の３番まで進めたら、１回みせてください

同僚に発達の特性を理解してもらい、「具体的な指示」「ミス防止のための確認」といった形で、サポートを得られるようになる

「就労支援」で解消できる！

発達障害の人は「就労支援」を利用することで、専門家や同僚からサポートを受け、「働きづらさ」を解消していくことができます。

くわしくは第２章へ

梅永先生のワンポイント解説

ひとりきりでがんばらなくていい

発達障害のさまざまな特性があり、「働きづらさ」を感じているという人には、「ひとりでがんばらなくていい」というメッセージを送りたいと思います。

特性から生じている困難を、本人が自分の力だけで克服していくことは、簡単ではありません。ひとりきりで困難に立ち向かおうとせず、支援を受けましょう。

サポートつきの就労をめざす

発達障害の人は、仕事上の困難に対して「就労支援」を受けることができます。さまざまな支援を利用して、特性への理解や配慮を求めることができるのです。

私は、そのような形で「サポートつきの就労」をめざすことが、発達障害の人にとって重要だと考えています。本書ではそのことを解説していきます。

就職・職場定着・生活の3点で支援を受ける

支援①

適職をみつけて「就職」を成功させよう！

就労支援は、理解からはじまります。発達障害の人や支援者、受け入れる企業が、その人の特性を理解し、その人に合った仕事を考えることが重要です。そうすることで、就職や配属が成功しやすくなります。

第3章38ページへ

支援③

仕事を支える「生活」も大切に

就職や職場定着も重要ですが、働き続けるためには、日常生活を整えることも重要です。本人や支援者、企業が生活面の課題を確認し、その解消をはかる例も増えています。

第3章86ページへ

梅永先生のワンポイント解説

就労支援を三つに分けて考える

「就労支援」というと、就職活動や仕事のスキル習得のサポートをイメージするかもしれません。それも確かに支援の一部ですが、就労支援はもっと幅広いものです。

本書では、就労支援を大きく三つに分けて解説します。そのうちのひとつが就職やスキル習得の支援で、そのほかに職場定着の支援と生活面の支援があります。

なぜ三つの支援が必要なのか

なぜ就職だけでなく、職場定着や生活の支援も解説するのかというと、発達障害の人には、それらの支援が必要だからです。

発達障害の人の場合、仕事そのものはよくできるのに、職場の人間関係や生活面の問題が起こり、働けなくなってしまうことがあります。その対策として、三つの支援が必要となるのです。

支援②

環境調整で「職場定着」をサポート

就職や配属が決まったあとの、職場定着支援も重要です。働きはじめてから、仕事や人間関係をめぐってトラブルが起こることもあります。本人・支援者・企業で相談し、職場環境の調整をはかりましょう。

第3章60ページへ

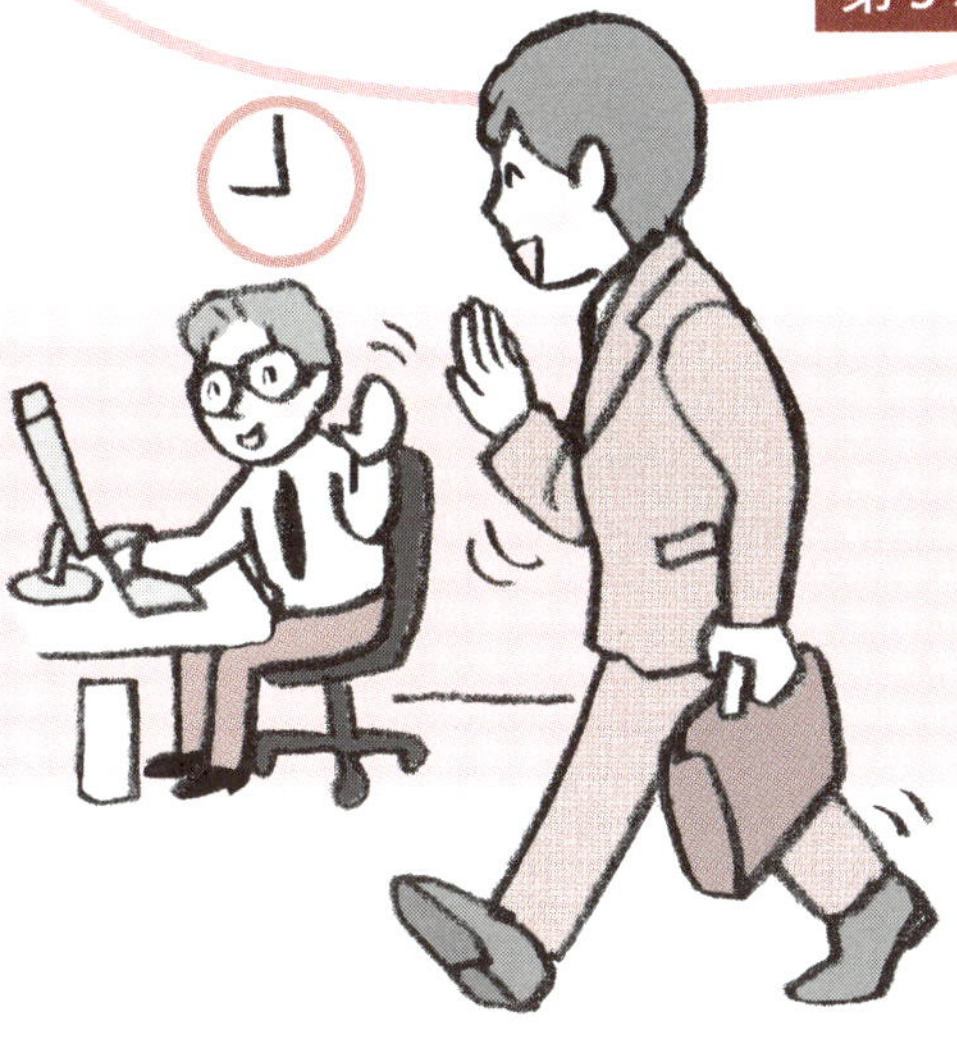

3つの支援を受けることで、「仕事につく」「規則正しく出勤する」「それを長く続けていく」という目標を達成しやすくなる

就労支援とは

本人だけでなく、企業も利用できるもの

本人も利用できる

発達障害の人は、就職前から職場定着まで、サポートを受けられる。自分に合った仕事、働きやすい職場を探すことができる

企業も利用できる

企業は就労支援機関と連携することで、発達障害の人を雇用する際の配慮や注意点を知ることができる

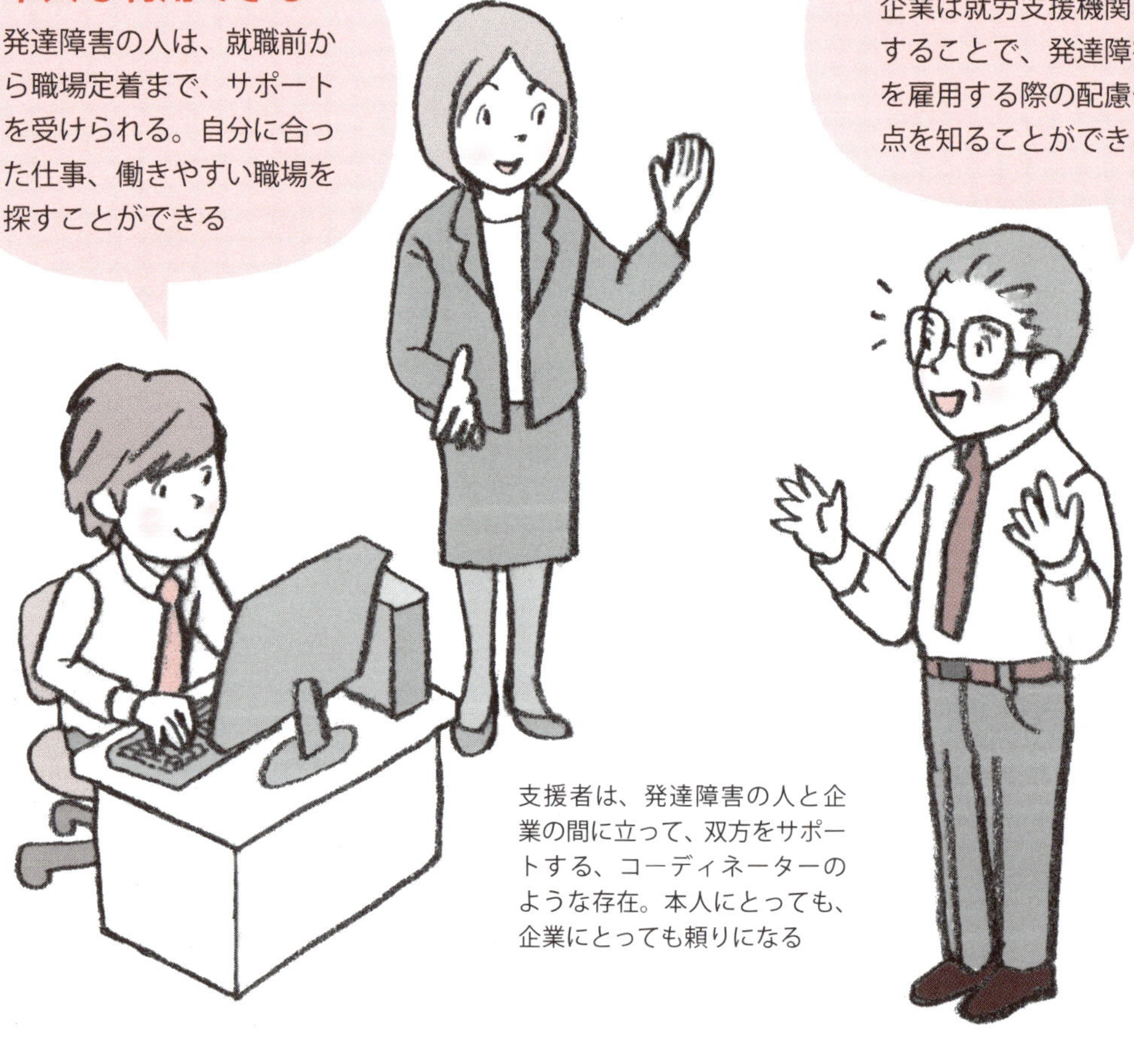

支援者は、発達障害の人と企業の間に立って、双方をサポートする、コーディネーターのような存在。本人にとっても、企業にとっても頼りになる

1

発達障害の人の「働きづらさ」とは

発達障害の人は、高いスキルをもっていても、
仕事についてみると「働きづらさ」を感じることが多く、
結局、本来の力を十分に発揮できないまま、
離職してしまうことがあります。
その背景として、仕事以外のスキルの問題が考えられます。

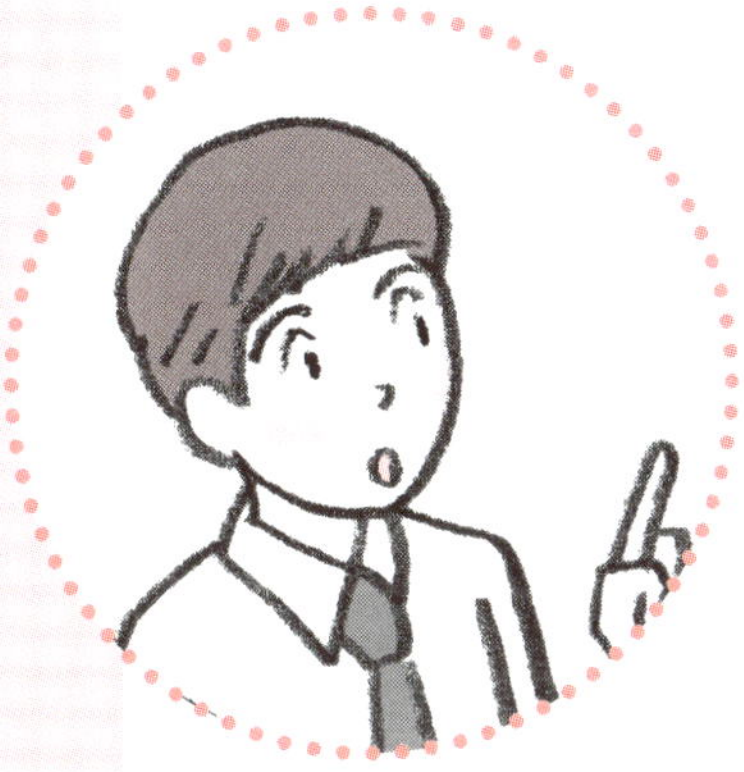

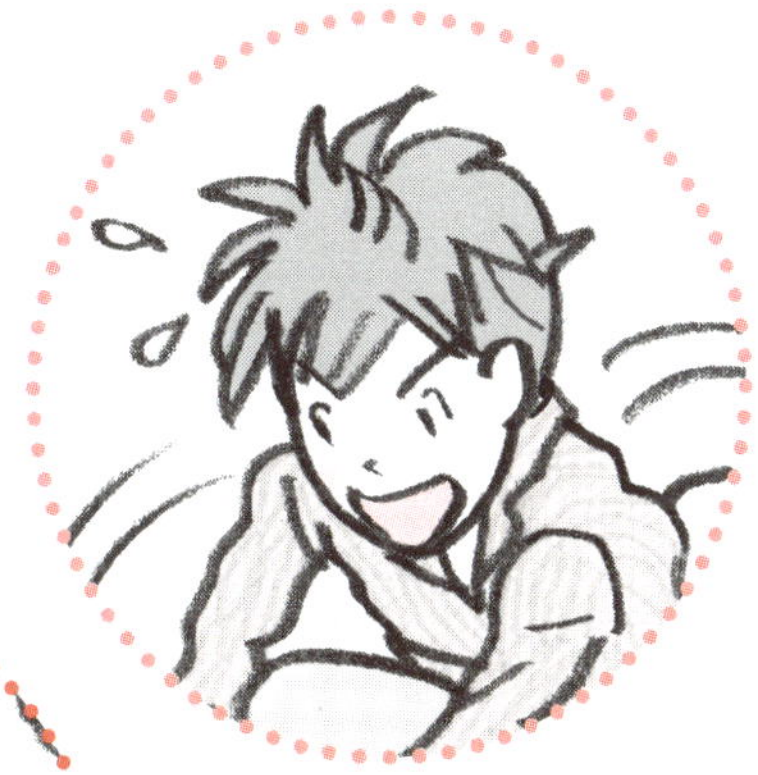

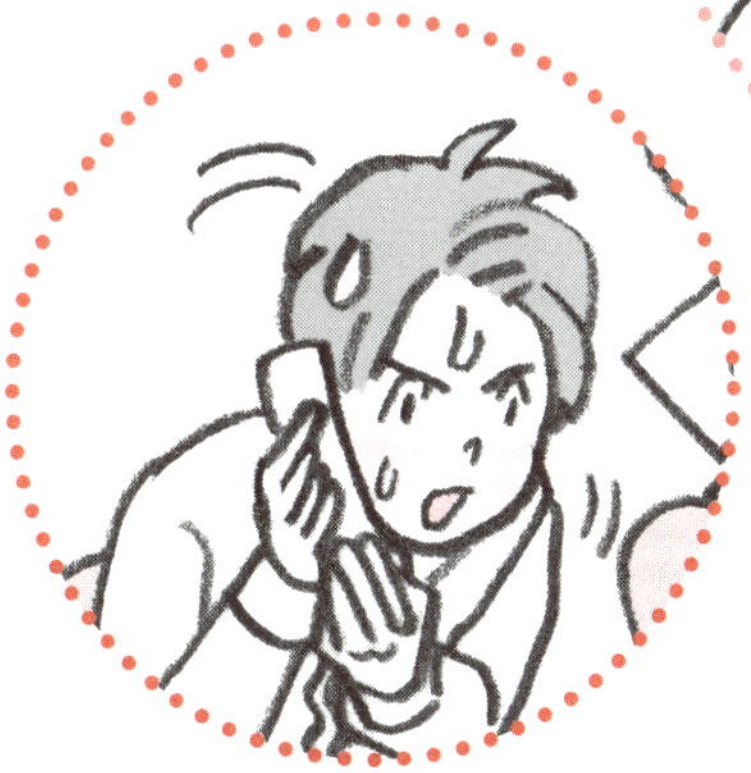

ケース1

仕事がうまくいかず、職場を転々としているAさん

1

Aさんは現在30代の男性です。本人の話によると、子どもの頃からのんびり屋で、友達とは活動のテンポが合わなかったそうです。彼は現役で国立大学に入りましたが、サークル活動などには参加せず、基本的にひとりで過ごしていたといいます。

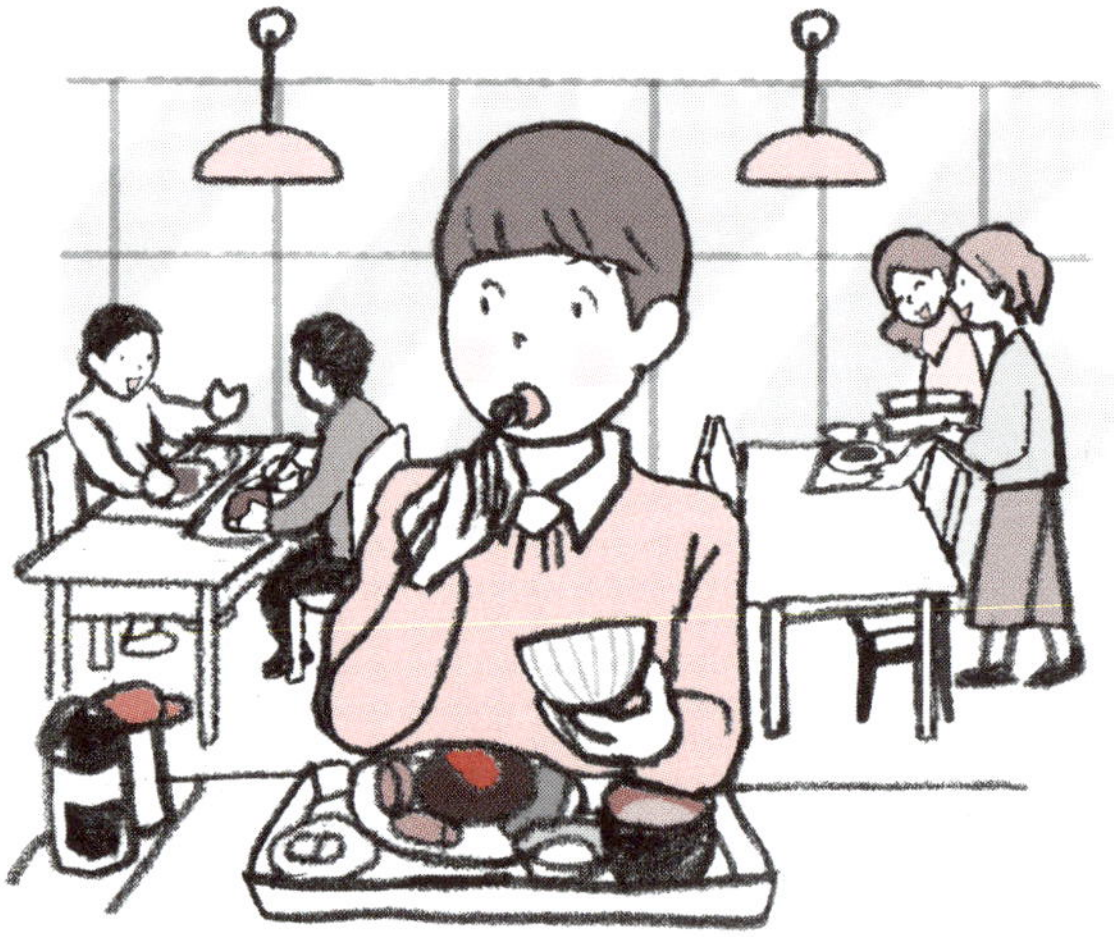

2

Aさんは、自分には事務職のように、静かな環境でできる仕事が合っていると考え、就職活動をしました。彼は学歴が高く、性格もおだやかなので、無事に事務職で老舗企業から内定を得て、社会人になりました。

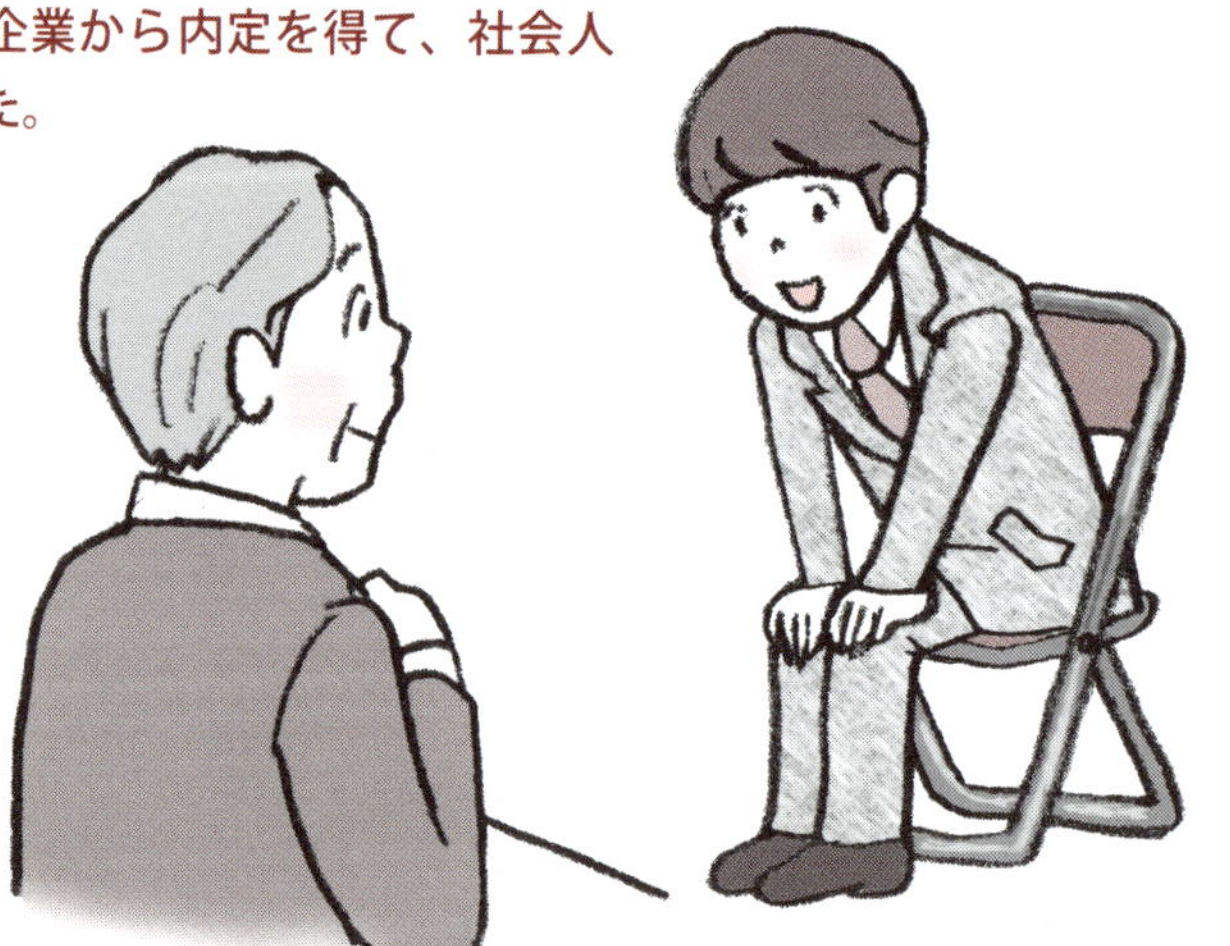

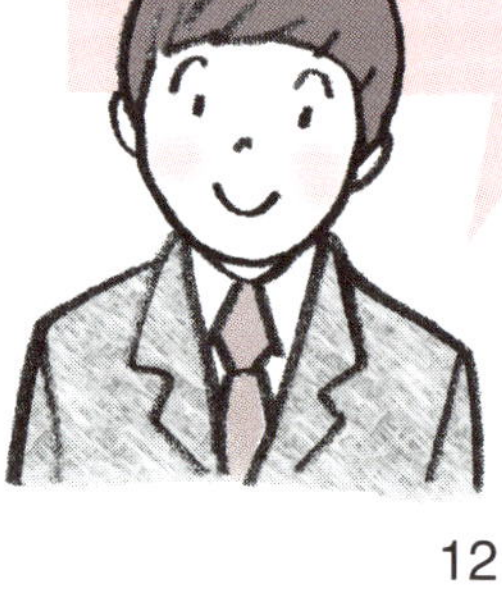

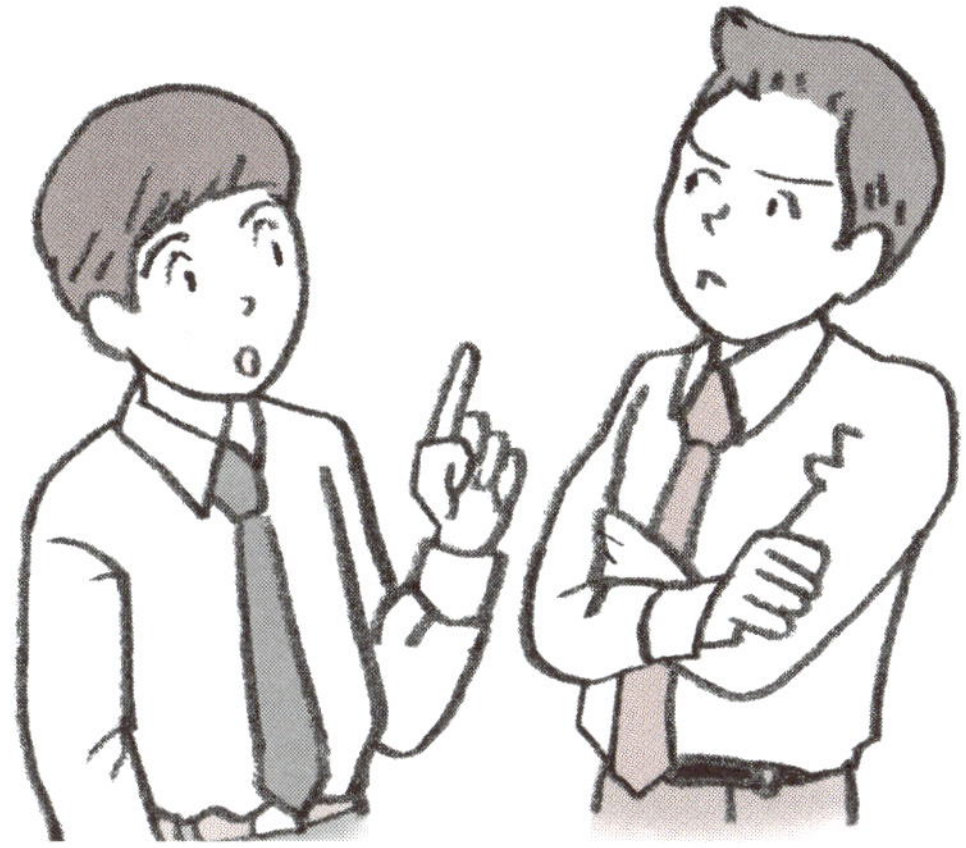

3

　ところが就職後は問題続きでした。基本的な作業はすぐに覚えたのですが、他部署の要望に応じて調整することがうまくできず、いろいろな人を怒らせてしまい、人間関係のトラブルが多発したのです。

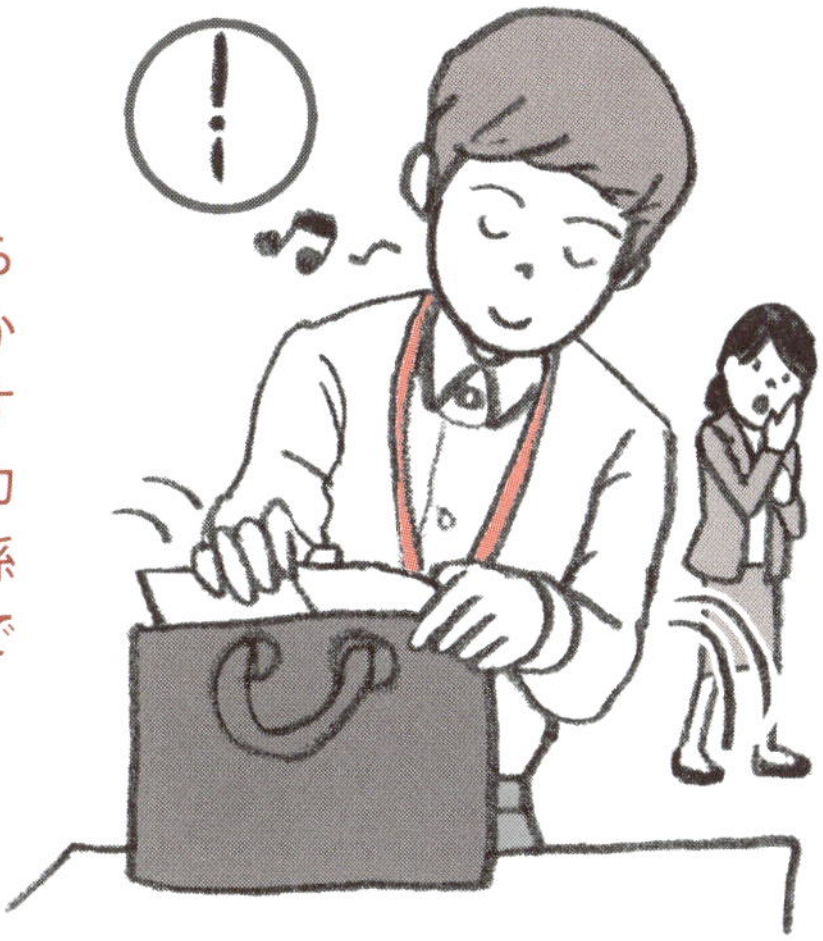

4

　結局、最初の職場にはいづらくなり、転職することに。しかし転職先でも、一定の作業はするものの、仲間とほとんど協力しないということで、人間関係の問題が発生。そこも数ヵ月で退職してしまいました。

5

　その後も職場を転々とすることが続き、Aさんはやがて就職相談の窓口を利用するように。そこで相談員の話を聞いたり、資料を読んだりするうちに、自分には発達障害があるのではないかと感じはじめました。

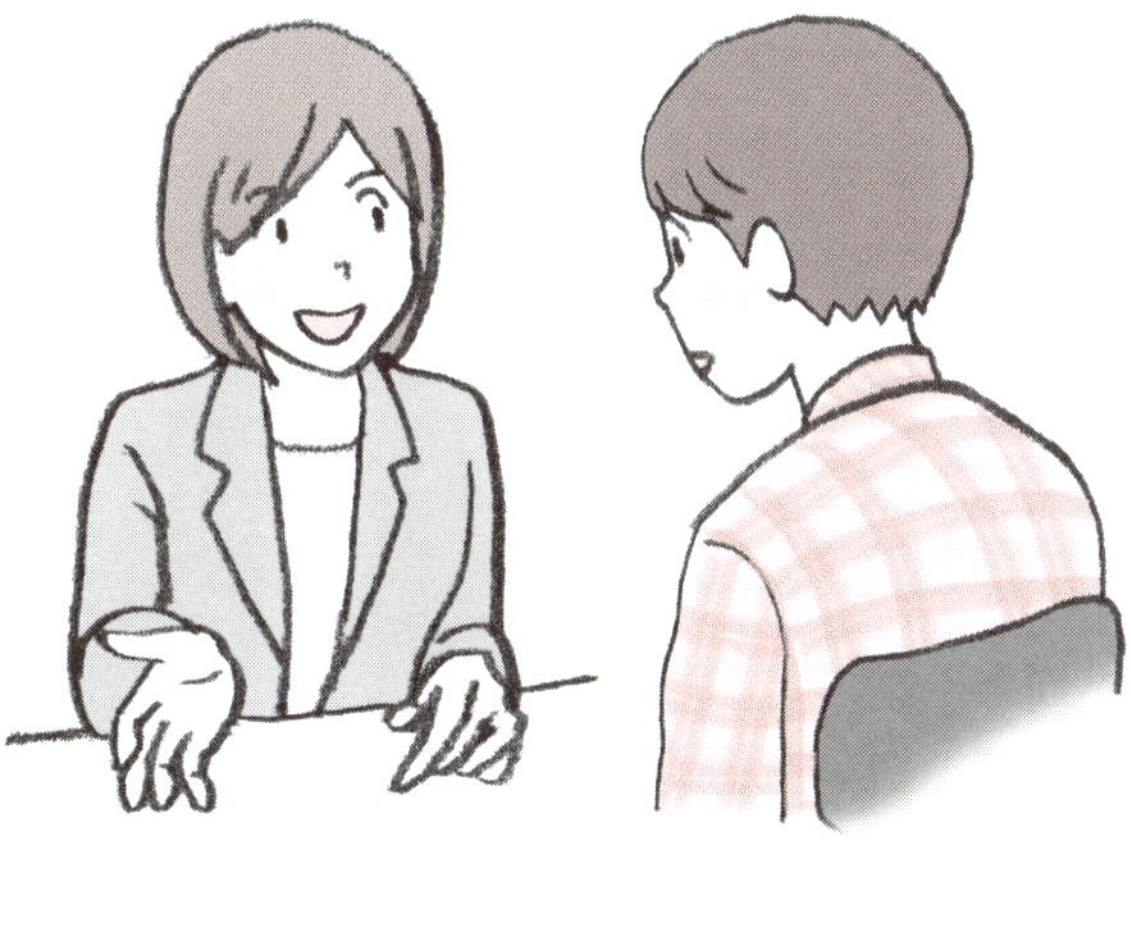

POINT

　Aさんのように、働きはじめてからうまくいかないことが続き、発達障害の可能性に気づくという人が、しばしばいます。Aさんの場合は「人間関係」が悩みの種になりましたが、発達障害に関連する「働きづらさ」には、ほかにもさまざまなものがあります。
（14～19ページ参照）

ASD、ADHD、SLD それぞれに困難がある

発達障害を理解することからはじめよう

発達障害の人には、「こだわりの強さ」や「不注意」などの心理的・行動的な特性があります。それらの特性が生活や仕事の場面で支障となることがあり、それが本人にとっての生きづらさや働きづらさとなります。

しかし、本人自身やまわりの人たちが、その人の特性をよく理解し、その人に合った環境を整えることができれば、生活上の支障は起こりにくくなります。

それは生活全般的にいえることですが、就労支援でも同様です。働きづらさを解消するためには、まずは発達障害をよく理解することからはじめましょう。

発達障害とは

発達障害は、先天的な脳機能の障害です。いくつかのタイプに分かれていますが、人によっては複数のタイプが重複することもあります。

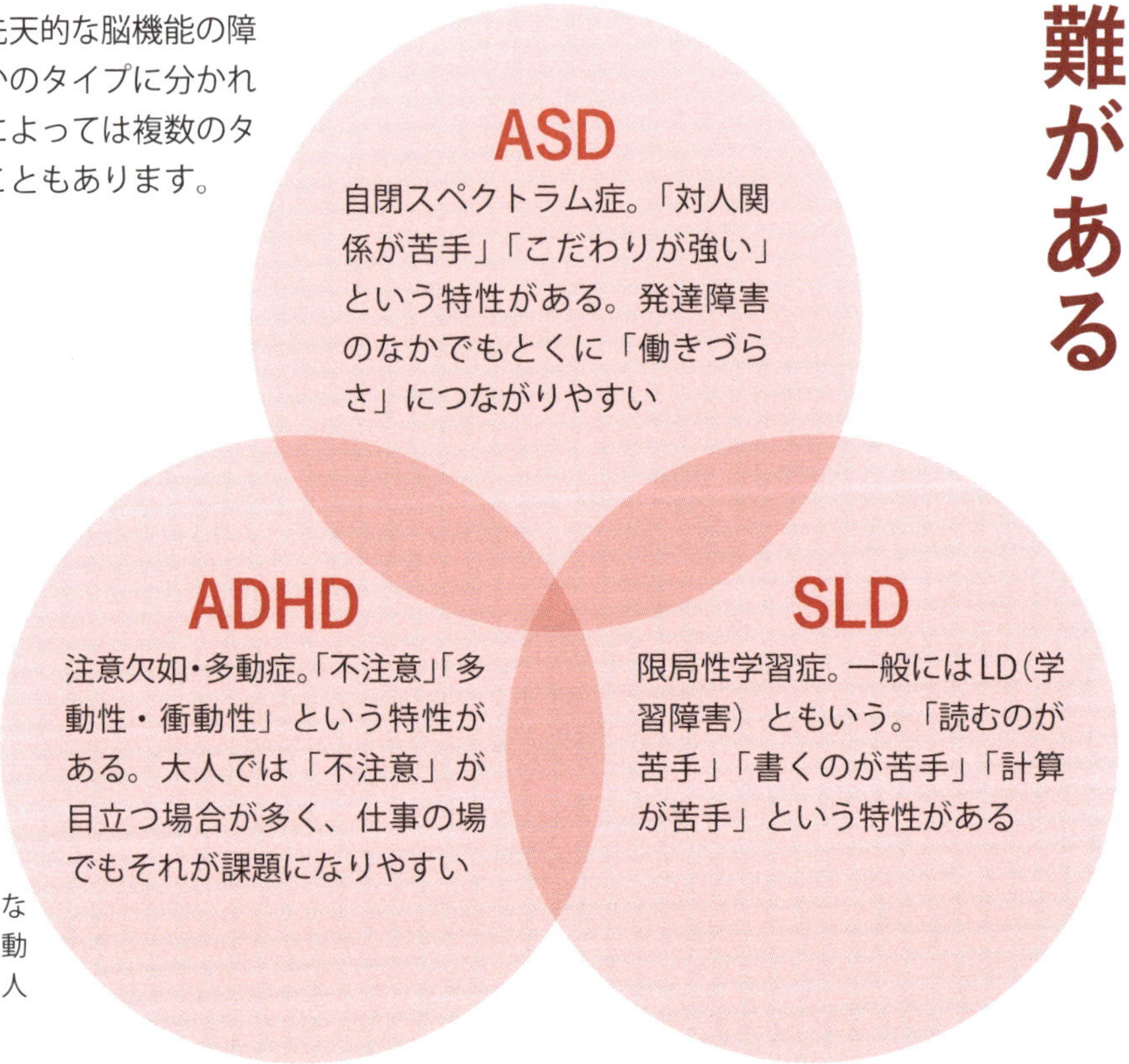
ASD
自閉スペクトラム症。「対人関係が苦手」「こだわりが強い」という特性がある。発達障害のなかでもとくに「働きづらさ」につながりやすい
ADHD
注意欠如・多動症。「不注意」「多動性・衝動性」という特性がある。大人では「不注意」が目立つ場合が多く、仕事の場でもそれが課題になりやすい
SLD
限局性学習症。一般にはLD（学習障害）ともいう。「読むのが苦手」「書くのが苦手」「計算が苦手」という特性がある

運動や手作業が苦手なDCD（発達性協調運動症）を重複している人もいる

タイプ別の働きづらさ

同じ発達障害でも、働きづらさを感じるポイントは人それぞれに異なります。ここではひとつの目安としてタイプ別の悩みを紹介しますが、実際には一人ひとりの困難をよく理解することが重要です。

会話が苦手で同僚とうまく相談できず、仕事を自己流で無理に進めようとすることがある

ASD の場合

コミュニケーションが悩みに

ASD の人では多くの場合、コミュニケーションが課題に。話が食い違うことが多く、それが仕事の進め方や人間関係などのトラブルにつながる。こだわりの強さが衝突の原因になることもある

ADHD の場合

ミスがなかなか減らない

ADHD の人では、不注意が仕事上の問題につながりやすい。上司の指示を聞き逃したり、重要な用事を忘れたりする。そうしたミスが致命的な問題となることもある

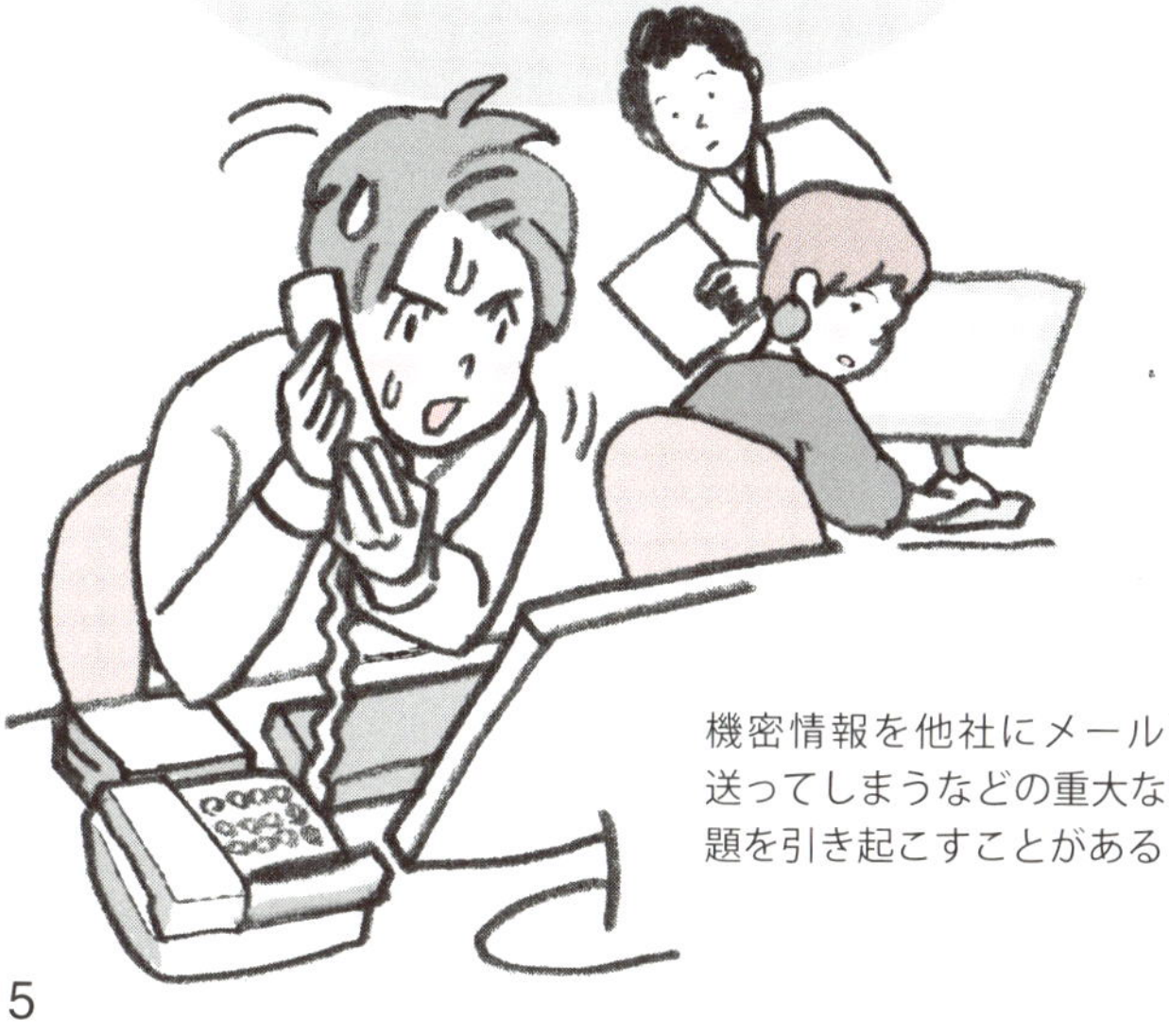

機密情報を他社にメールで送ってしまうなどの重大な問題を引き起こすことがある

SLDの場合

書類の作成が苦手に

SLD の人には、書類関連のトラブルがみられる。ただ、職場によってはパソコンや計算機などの道具を使えるため、苦手なことがそれほど問題にならない場合もある

働き続けることがなかなか難しい

仕事がなかなか安定しない

発達障害の人には、就職への悩みもみられますが、就職後にその仕事を長く続けることが難しいという悩みもよくみられます。仕事を安定的にこなすことが難しいのです。

発達障害の人の働きづらさ

就職活動は人それぞれ

就職活動では履歴書作成や面接などが課題になりやすい。ただし、この段階ではあまり困難がなく、無事に就職できる人もいる

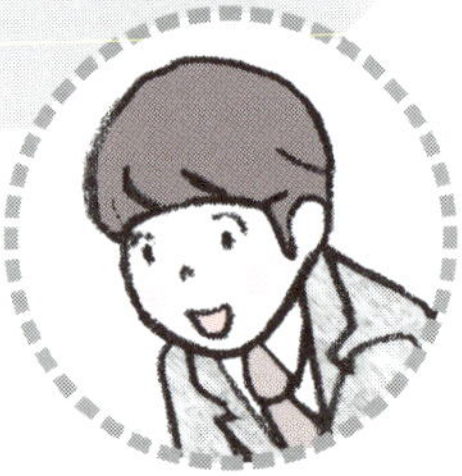

Aさん（12ページ参照）のように、就職活動はうまくいくという人もいる

就職後に困難が出やすい

働きはじめると、多くの場合、それぞれの「働きづらさ」が出てくる。仕事自体よりも、仕事に関連した人間関係などに悩む人が多い

仕事が広がると困難が生じてくる

発達障害の人にはそれぞれの生きづらさがあり、仕事に対する困難も人それぞれに違います。

しかし、多くのケースに共通してみられる特徴として、仕事が広がったときに働きづらさを感じやすいということがいえます。

発達障害の人には対人関係や確認作業など、苦手なことがあります。しかし仕事を続けていれば、そうした面も含めた、総合的な能力を求められる機会も出てきます。そこで困難に直面するのです。

そうした経験を何度も繰り返し、転職を続けるなかで、支援機関につながり、発達障害に気づくという人もいます。

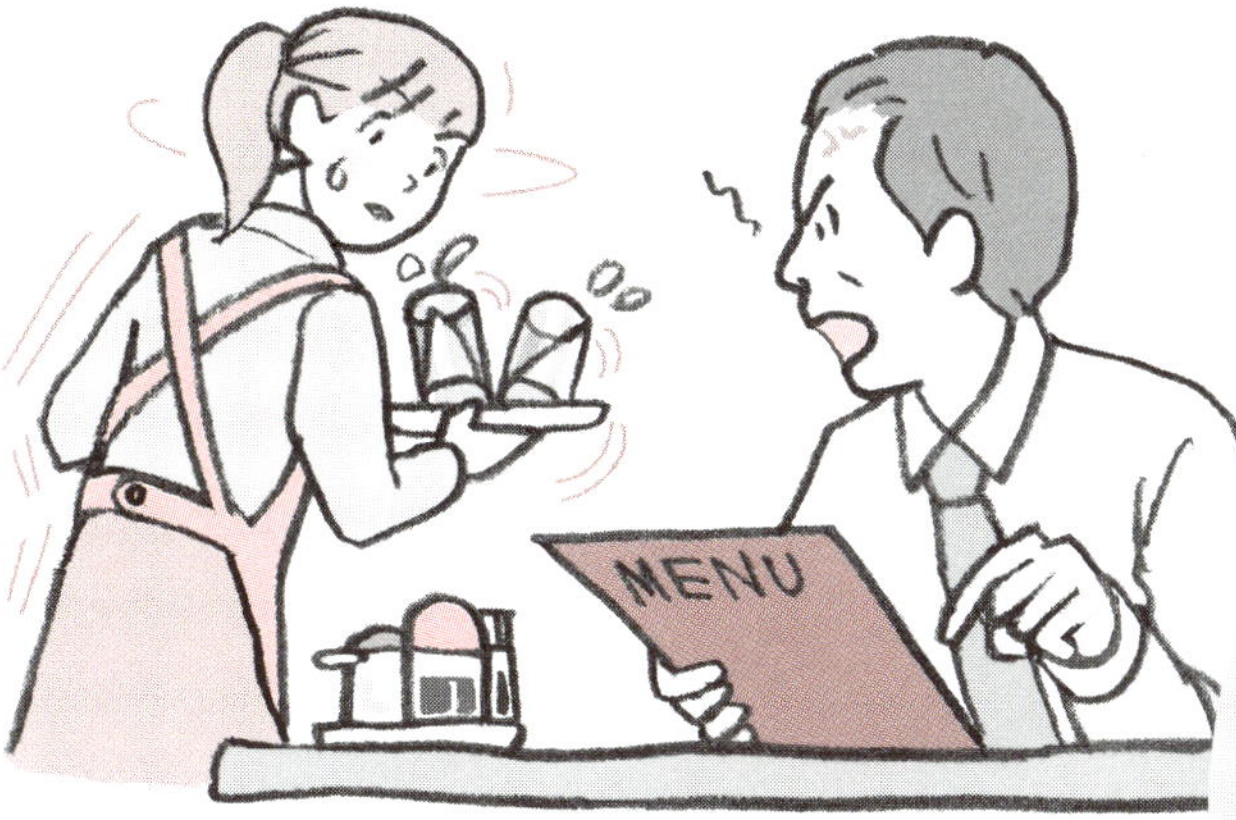

営業の仕事がうまくいかず、接客業に転職してみたが、そこでも失敗続きで、また転職を考えるという悪循環に

転職しがちになる

働いていて「仕事が合わない」「職場になじめない」と感じることが多く、転職しがちになる。ひとつの職場になかなか定着できない

苦しい働き方に

転職を繰り返すうちに、仕事や勤務形態を選びにくくなっていく。苦しい働き方になってしまう

やがて、仕事をすること自体が難しいと感じて、失業状態から抜け出せなくなる人もいる

学生時代にはあまり困らない人も

発達障害の人には、学生時代はあまり困っていなかったのに、就職してから一挙に問題が起こり出すという人がいます。

これは、高学歴の人にしばしばみられるケースです。学生時代は成績がよく、人間関係や生活面の課題が見過ごされていたものの、社会人になって総合力が求められるようになると、隠れていた課題が問題として浮上するのです。

学生時代に優秀だった人でも、このページであげたような困難に直面することがあるのは、そのような背景があるからです。

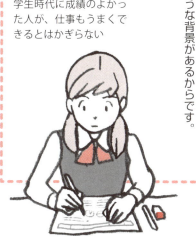

学生時代に成績のよかった人が、仕事もうまくできるとはかぎらない

発達障害と仕事

困難が積み重なり、働けなくなる人もいる

自信を失い、仕事から離れていく

発達障害の人は、ひとつの職場になかなか定着できず、転職を繰り返すことになりがちです。

転職することで、いつか自分に合った職場をみつけられればよいのですが、どこにいってもうまくいかないという人もいます。

そういう人のなかには、左ページにあげたような働きづらさをいくつも抱えて、働くことへの自信を失ってしまう人もいます。なかには、仕事を探すことさえできなくなるという人もいます。

左ページの内容が自分にも当てはまるという人は、ひとりで無理にがんばろうとせず、就労支援を受けることを考えましょう。

働けなくなってしまう人もいる

仕事がうまくいかず、転職を繰り返しているうちに、やがて「自分にはできる仕事がない」などと感じて、働けなくなってしまう人もいます。

仕事のトラブル

ミスをしたり、職場の人間関係で問題を抱えたりして、仕事がうまくいかなくなる

トラブルの繰り返し

やり方を変えたり、転職したりして出直しをはかっても、同じようなトラブルが起きる

働けなくなる

働くことへの自信を失っていく。転職することもあきらめ、ひきこもり状態になる人もいる

発達障害の人の「離職の理由」

発達障害があって、長く働くことができず、職を離れてしまったという人に、仕事をやめた理由を聞いてみると、次のような答えが集まりました。発達障害の人は、このような働きづらさが積み重なっていった結果、仕事をやめてしまうことがあるのです。

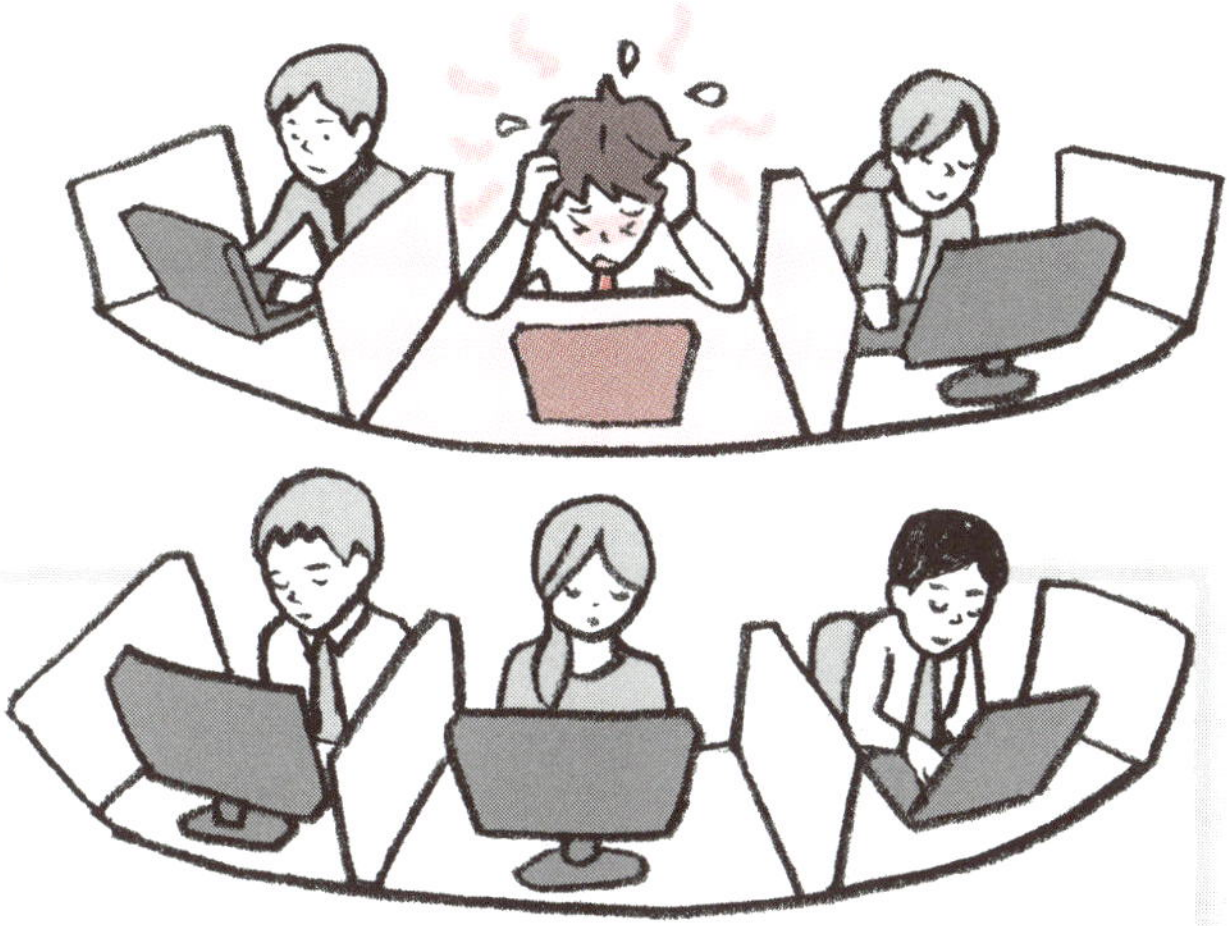

「規定にそって見積書をつくる」といった簡単な作業でもミスを繰り返してしまい、何度も叱責されて仕事をやめることになったという人もいる

1 簡単な作業ができなかった
2 自分の能力では手に負えなかった
3 仕事の技術面で追いつかなかった
4 仕事をするのが遅いので向かなかった
5 人より時間がかかった
6 仕事のレベルアップができなかった
7 自分に合わない仕事だった
8 自分のペースで働けなかった
9 仕事がつまらなかった
10 ストレスと体力的に続かなかった
11 期待に応えようとがんばったが疲れた
12 人間関係で問題を抱えた
13 雇用主に自分の障害を理解してもらえなかった
14 ふつうの人の感覚を身につけさせようとされ、精神的なダメージを受けた
15 「障害など関係ない、努力して直せ」と言われ、重圧になった
16 会社でいじめを受けた
17 人間関係のややこしさにパニックを引き起こした
18 いじめにあったり、無視されたりした

梅永雄二編著『発達障害のある人の就労支援』（金子書房）より

働きづらさの背景

自分に合う仕事や職場がみつからない

仕事ができていないわけではない

発達障害の人は左の図のような理由で仕事を続けられなくなるわけですが、この一覧をよくみると「仕事そのものができない」という理由で離職する例は、それほど多くないことがわかります。

じつは、発達障害の人の働きづらさは、仕事そのものよりも、仕事の周辺のことから引き起こされている場合が多いのです。

仕事が合わず、ストレスや疲れがたまったという人や、仕事はできても人間関係になじめなかったという人が、よくいます。

働きづらさの背景を理解するためには、仕事とその周辺事情に広く目を向ける必要があります。

年代別・生活面のつまずき

19ページに発達障害の人が仕事をやめた理由を列挙しましたが、それらの理由を大きく3つに分けることができます。「仕事そのものができなかった」「仕事が合わなかった」「対人関係の問題が起きた」という3つです。

● 仕事そのものができなかった

1 簡単な作業ができなかった
2 自分には手に負えなかった
3 技術面で追いつかなかった
4 仕事が遅いので向かなかった
5 人より時間がかかった
6 レベルアップできなかった

● 仕事が合わなかった

7 自分に合わない仕事だった
8 自分のペースで働けなかった
9 仕事がつまらなかった
10 ストレス、体力不足
11 がんばったが疲れた

● 対人関係の問題が起きた

12 人間関係で問題を抱えた
13 障害への理解がなかった
14 ふつうの感覚を強要された
15「努力して」と重圧を受けた
16 会社でいじめを受けた
17 人間関係でパニックに
18 いじめを受けた、無視された

仕事とのミスマッチが背景に

仕事をするためにはハードスキル、ソフトスキルという2つのスキルが必要です。また、最近ではソフトスキルのベースとなるライフスキルも重要だと考えられています。発達障害の人が仕事をやめた理由をくわしくみてみると、ソフトスキル関連の問題が多いことがわかります。

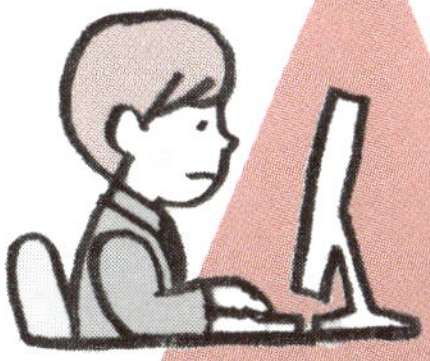

仕事をするための
ハードスキル

仕事そのものを遂行する能力のこと。たとえば機械を使う技術や、専門的な知識、仕事のための語学力など

仕事をこなす力がなかったためにやめたという例は一部。海外では全体の1～2割という報告もある

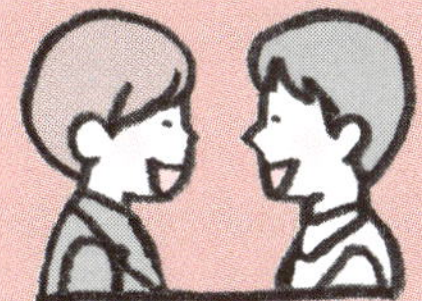

社会生活のための
ソフトスキル

社会人として生活するための能力のこと。たとえば、コミュニケーション能力やスケジュールを管理する力など

仕事や職場との相性の問題や、対人関係の問題でやめた例のほうが多い

発達障害の人は、ソフトスキルの不足によって働きづらくなり、仕事をやめてしまうことが多い

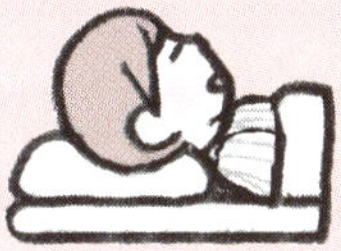

日常生活のための
ライフスキル

食事や睡眠の管理、身だしなみを整えることなど、日常生活のスキル。ソフトスキルのベースになるもので、ソフトスキルと重なる部分も多い

「ライフスキル」の不足も背景に

生活が不安定な人もいる

発達障害の人には、ライフスキルの不足がみられることもあります。日常生活が不安定なために、仕事にもその影響が出てしまうというパターンです。

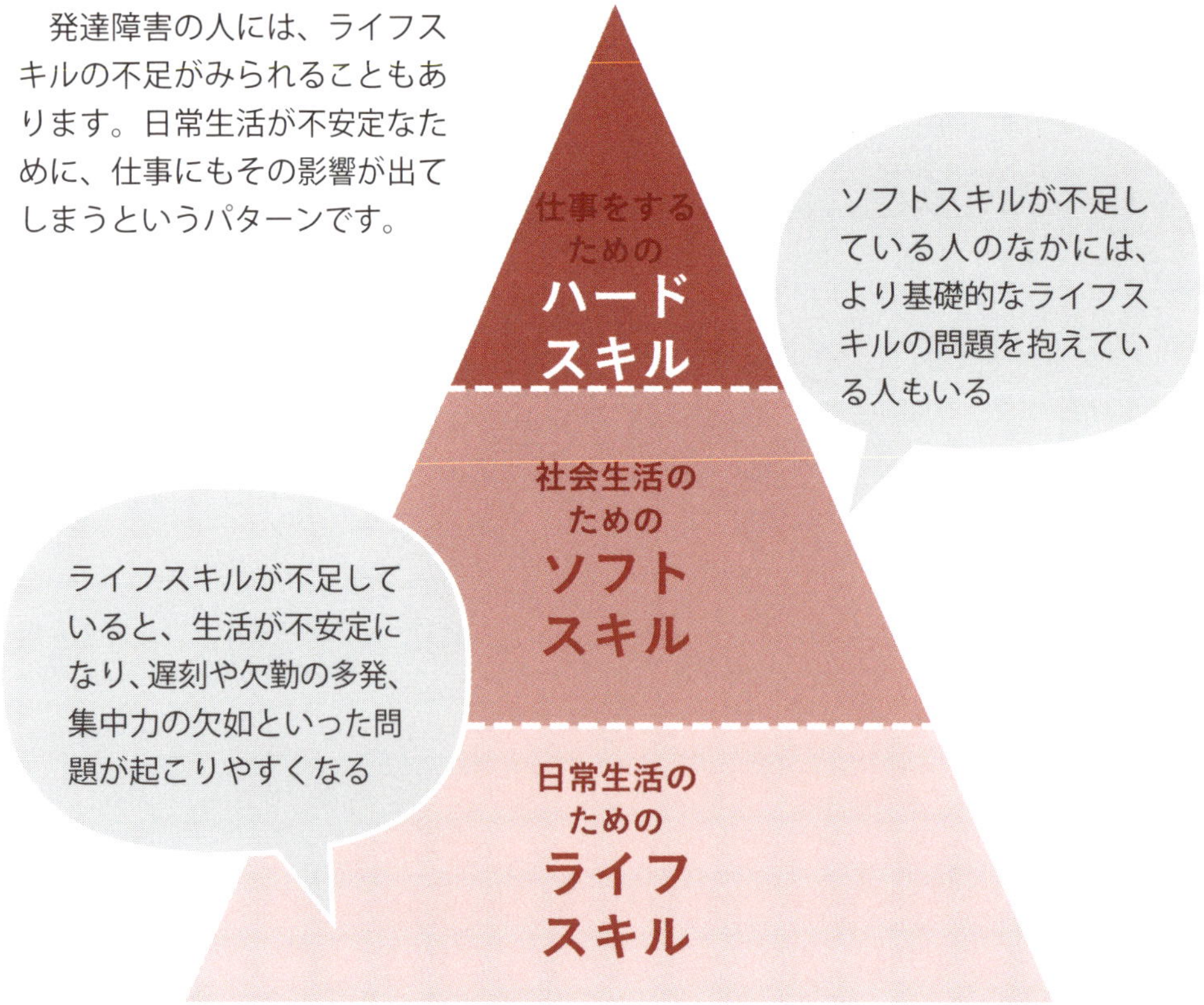
仕事をするためのハードスキル
社会生活のためのソフトスキル
日常生活のためのライフスキル
ソフトスキルが不足している人のなかには、より基礎的なライフスキルの問題を抱えている人もいる
ライフスキルが不足していると、生活が不安定になり、遅刻や欠勤の多発、集中力の欠如といった問題が起こりやすくなる

生活の乱れが仕事に影響する

発達障害の人のなかには、ソフトスキルのベースとなる、ライフスキルが不足している人もいます。毎日、食事や睡眠をとって健康を保ち、元気に出勤するという、ごく基本的なところに困難を抱える人もいるのです。

その場合、自分に合う仕事をみつけて、ハードスキルを十分に発揮できたとしても、職場定着が難しくなることもあります。

ハードスキルはあっても、ソフトスキルの不足がみられ、その背景として睡眠不足など日常生活面の問題が考えられる場合には、ライフスキルの不足を考慮し、その対策をとることも大切です。

健康管理などが問題に

ライフスキルは生活のスキルです。仕事以外の日常的な生活習慣のスキルのことで、健康管理や金銭管理、身だしなみを整えることなどが含まれます。

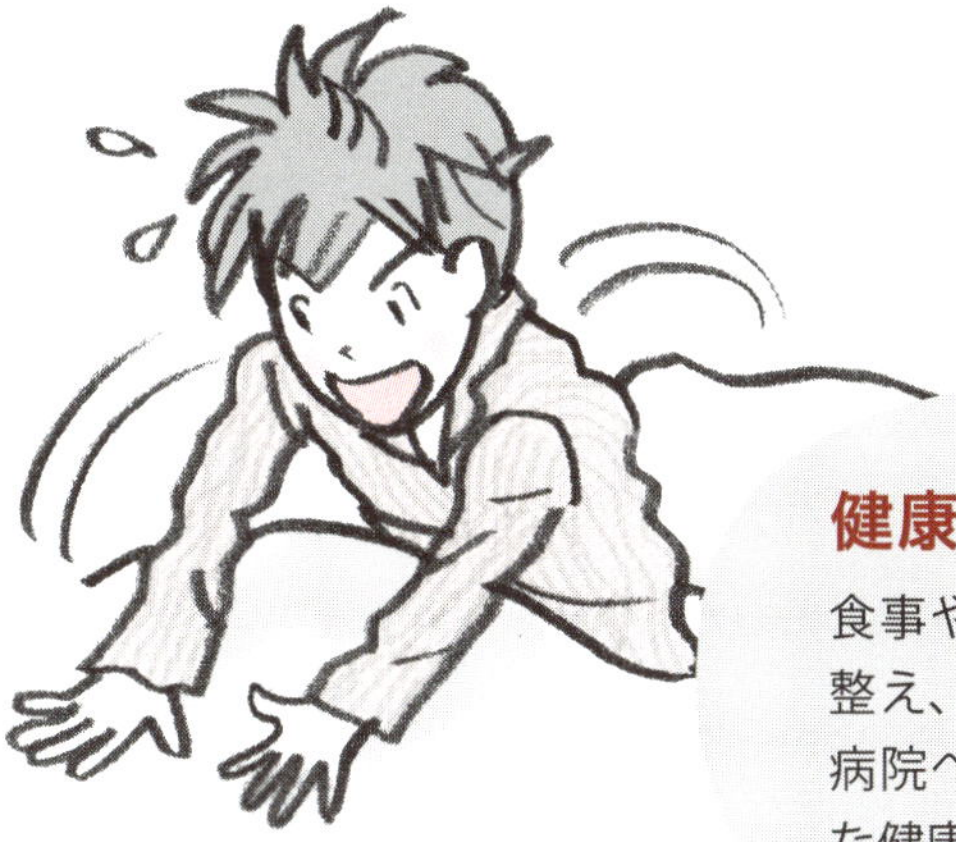

翌日に仕事があっても、深夜まで趣味に没頭してしまい、寝坊して仕事に遅刻するということを繰り返す人もいる

健康管理

食事や睡眠をとって体調を整え、病気やケガがあれば病院へ行くという、基本的な健康管理のスキル

住まいの管理

自分の住まいを掃除したり、整理整頓したりするスキル。仕事に必要なものを管理することにもつながる

金銭管理

収支を自分で管理するスキル。公共料金の支払いや、生活費・食費などの管理

移動手段

地図や交通機関を利用して目的地にたどりつくためのスキル

身だしなみ

業務内容やその日の天候など、状況に応じて、髪型や服装などの身だしなみを整えるスキル

対人関係

日常的な人間関係のスキル。近所の人や店員、駅員などと適切なコミュニケーションをとること

余暇の過ごし方

休日に、適度に体を休めることや、ストレス解消をすること。休日に生活リズムが崩れてしまう人が多い

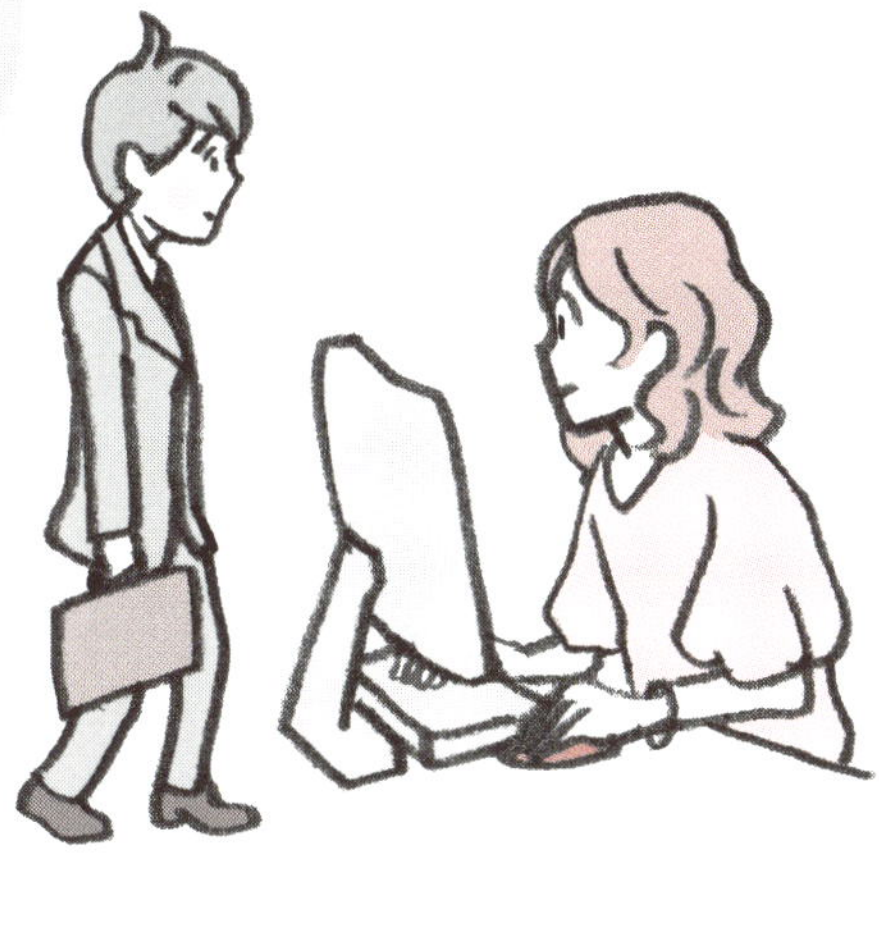

「寝ぐせを直す」といった常識的な習慣が身についていないという人も。仕事ができても職場で評価されなくなる

COLUMN

発達障害がある人の就職率は？

日本の学生では6割程度の割合に

本書では発達障害の人の働きづらさを解説していますが、そのことは統計にも表れています。

日本の学生の就職率を調べた結果、障害のある学生のなかでも、発達障害の学生の就職率が低いことがわかっています。障害のある学生全体の就職率は約8割ですが、発達障害の学生では約6割まで下がります。

この結果には、発達障害の特性を理解することの難しさや、その特性に合った仕事を探すことの難しさが表れているといってもよいのではないでしょうか。

日本の就職率

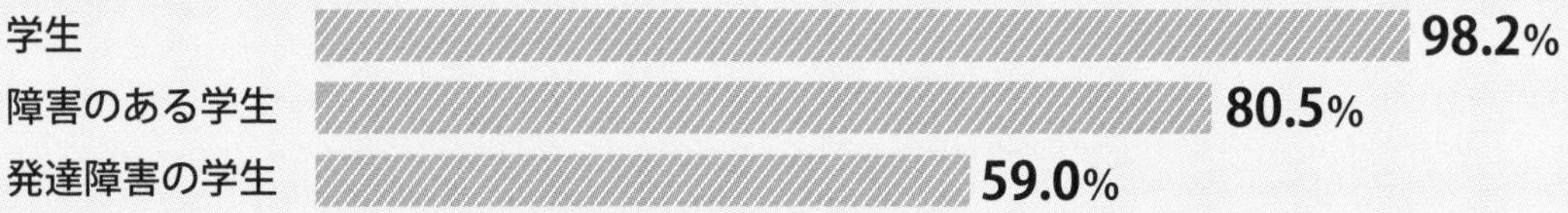

学生
98.2%
障害のある学生
80.5%
発達障害の学生
59.0%

大学や短期大学、高等専門学校を卒業した学生のうち、就職を希望した人が就職できた割合は上記の通り。
障害のある学生のなかでも、発達障害の学生は就職率が低い。

アメリカの就職率

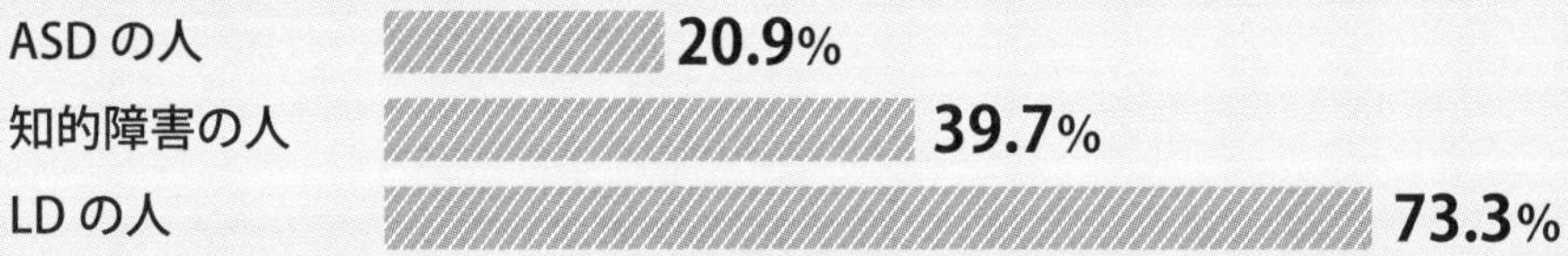

ASDの人
20.9%
知的障害の人
39.7%
LDの人
73.3%

アメリカでの調査結果。21歳から25歳の障害のある人のうち、フルタイム就労をしている人の割合は、上記の通り。ASDの人で、もっとも厳しい結果となっている。

日本の数値は「大学等卒業者及び高校卒業者の就職状況調査」（文部科学省）および「平成29年度（2017年度）大学、短期大学及び高等専門学校における障害のある学生の修学支援に関する実態調査結果報告書」（独立行政法人日本学生支援機構）、アメリカの数値はShattuckらの2012年の報告「Postsecondary Employment Experiences Among Young Adults With an Autism Spectrum Disorder」より

2 働きづらさは「就労支援」で解消できる

発達障害の人には働きづらさがありますが、
「就労支援」を受けることで、
その多くを解消することができます。
就労支援機関に相談し、各種の支援を
積極的に活用しましょう。

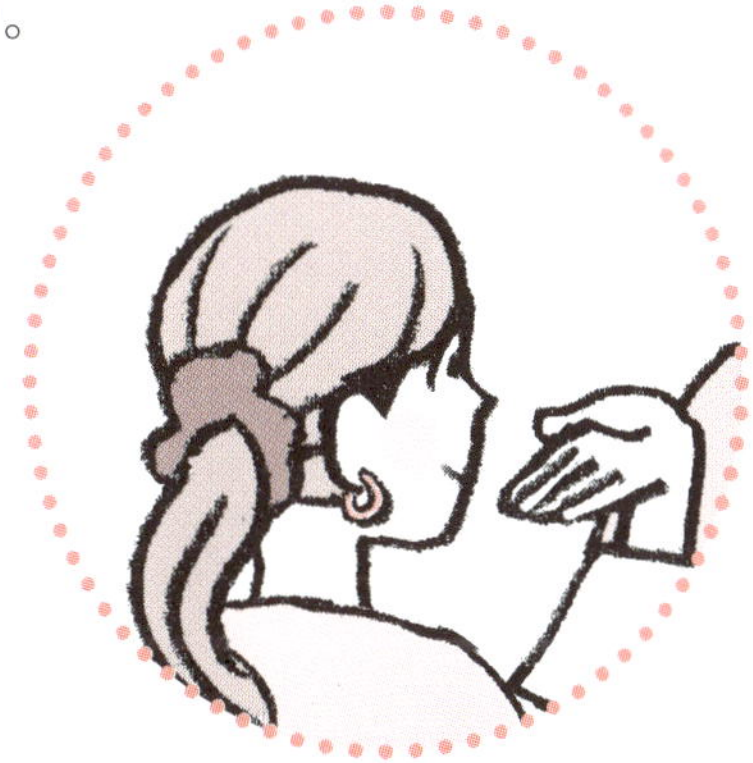

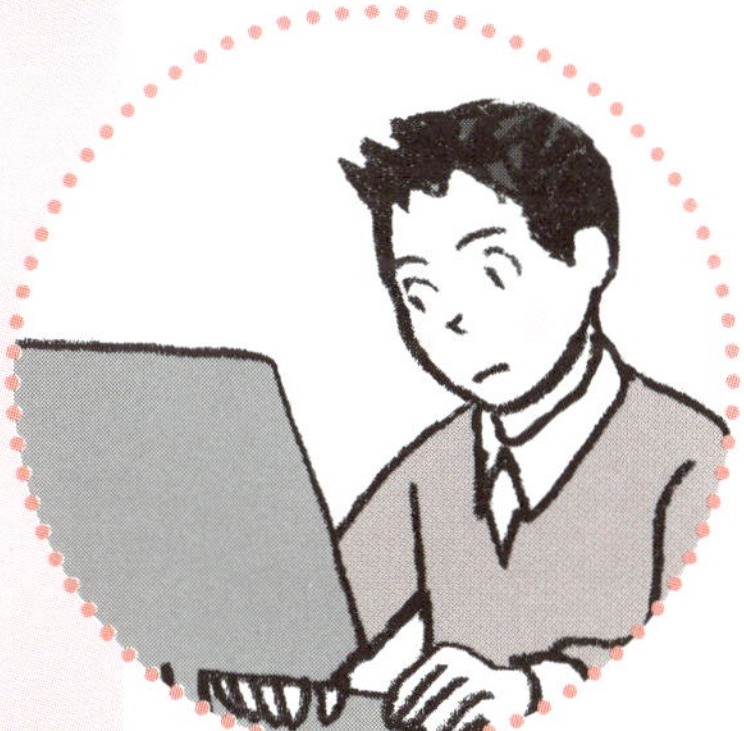

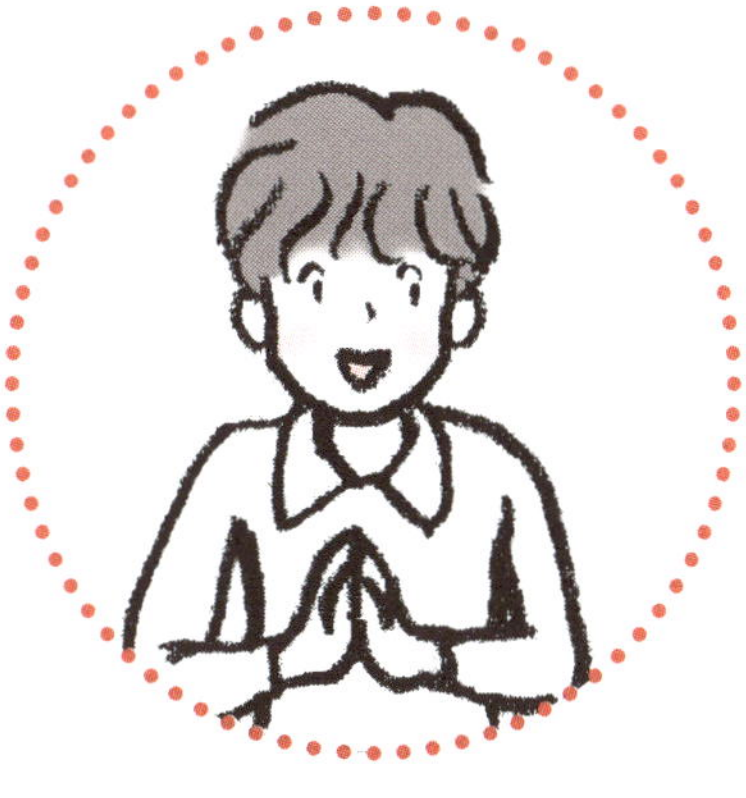

ケース2

失業後に発達障害の診断を受けたBさん

1

Bさんは20代男性。大学を卒業してメーカーに就職し、生産管理を担当していましたが、何度もミスをしてしまい、職場にいづらくなって退職。その後、転職してもうまくいかないことが続き、ハローワークで自分に向く仕事を探していました。

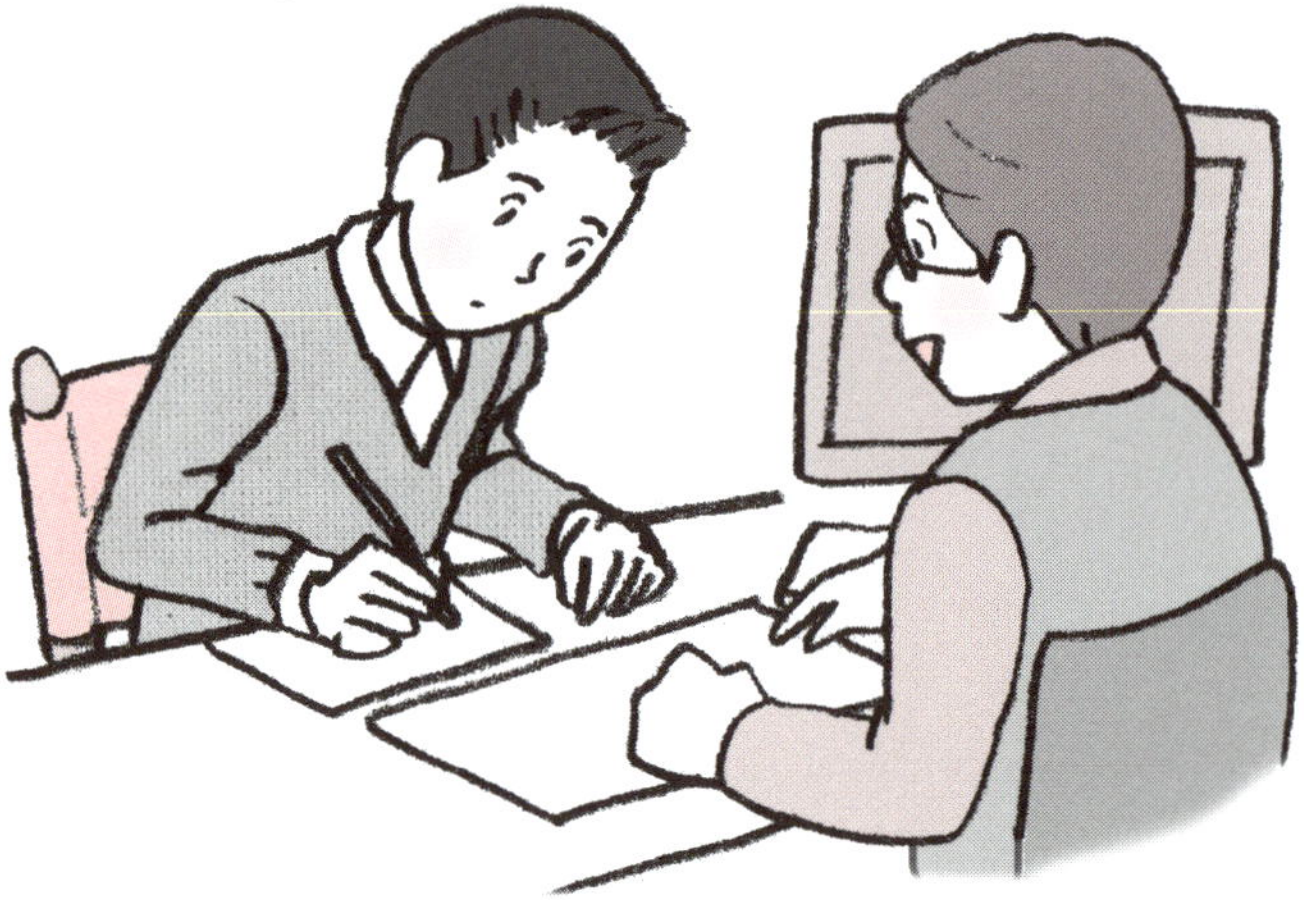

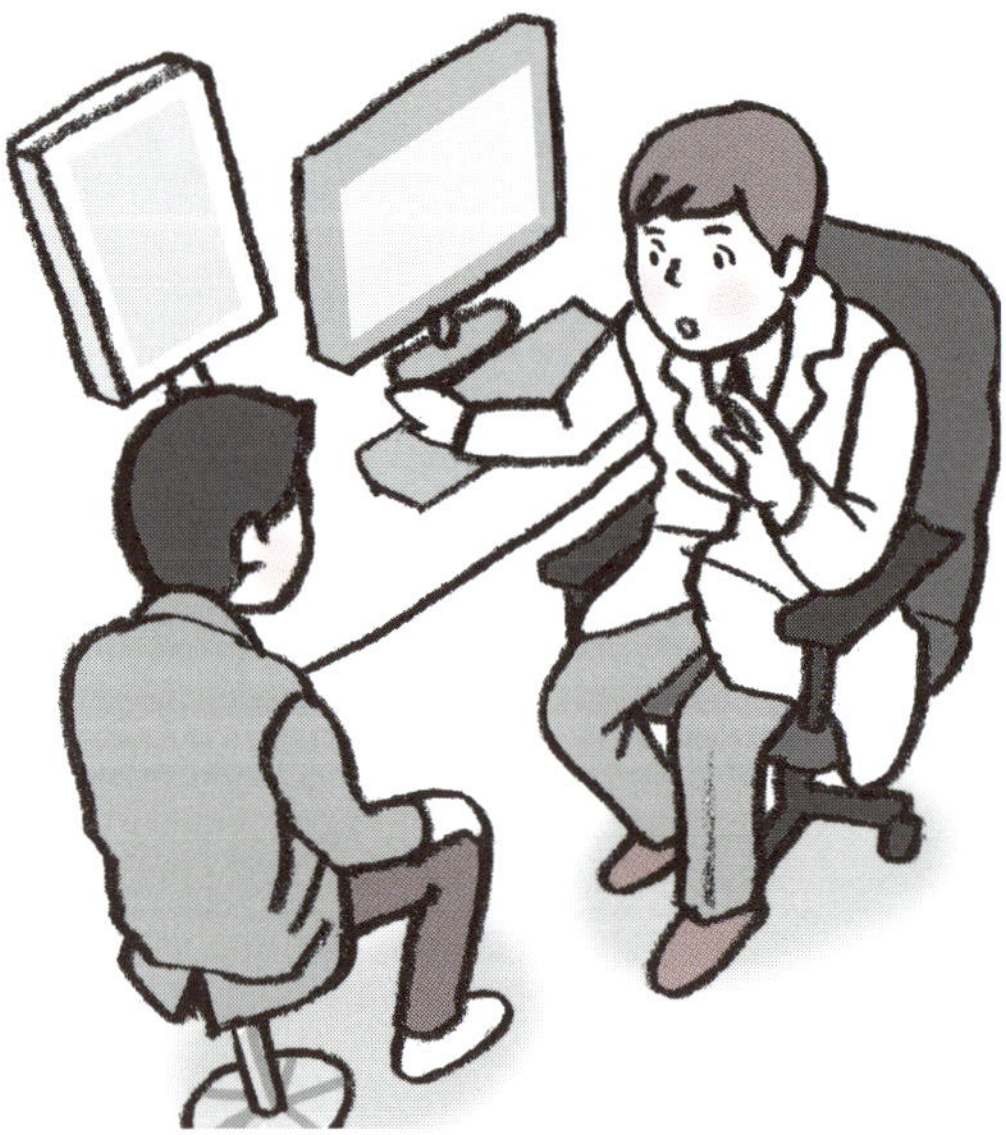

2

仕事での失敗が続いたことで、Bさんは心身の調子を崩していました。そのため、求職活動と並行して内科を受診。当初はストレス性の不調といわれていましたが、ある日、発達障害の可能性を指摘されました。そして専門医を紹介されて受診すると、そこでADHDという診断が出ました。

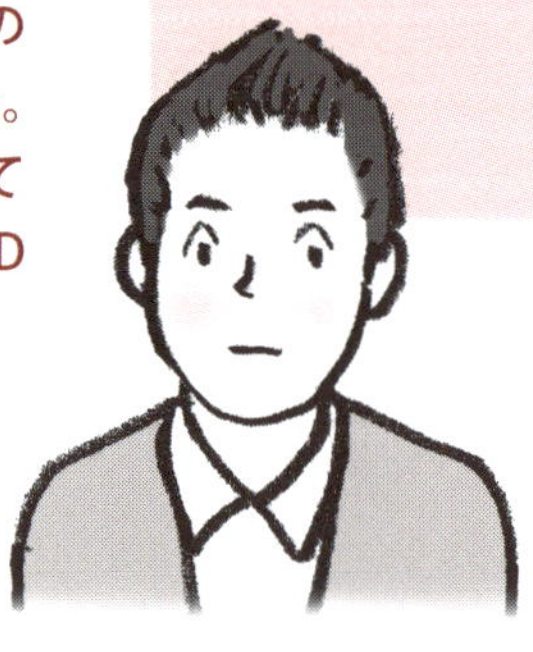

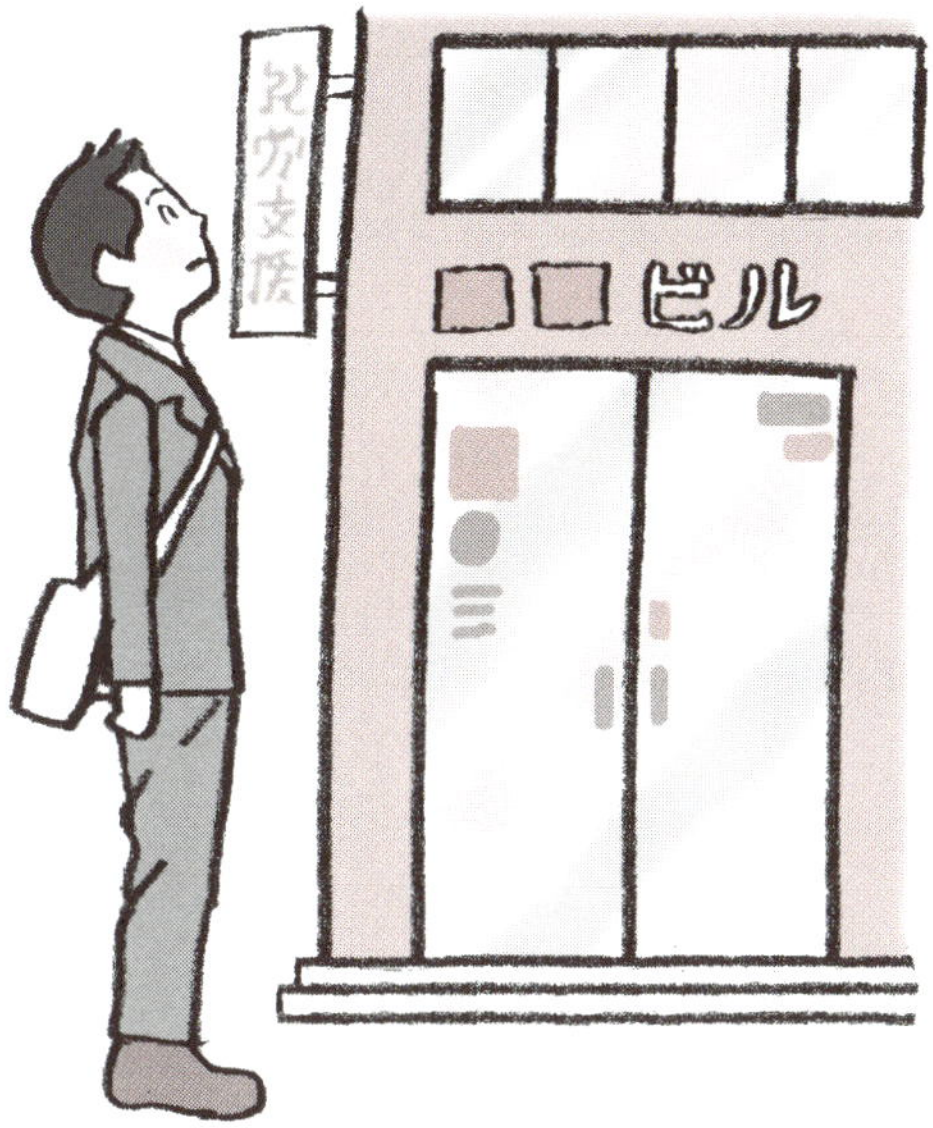

3

専門医から、発達障害の人は就労支援を受けられるということを聞きました。それをハローワークに相談すると、地域障害者職業センターを紹介されたので、相談に行きました。

4

センターの支援者に、発達障害の人が利用できる支援を説明してもらいました。Bさんは「就労移行支援（34ページ参照）」を利用することにして、事業所を紹介してもらいました。

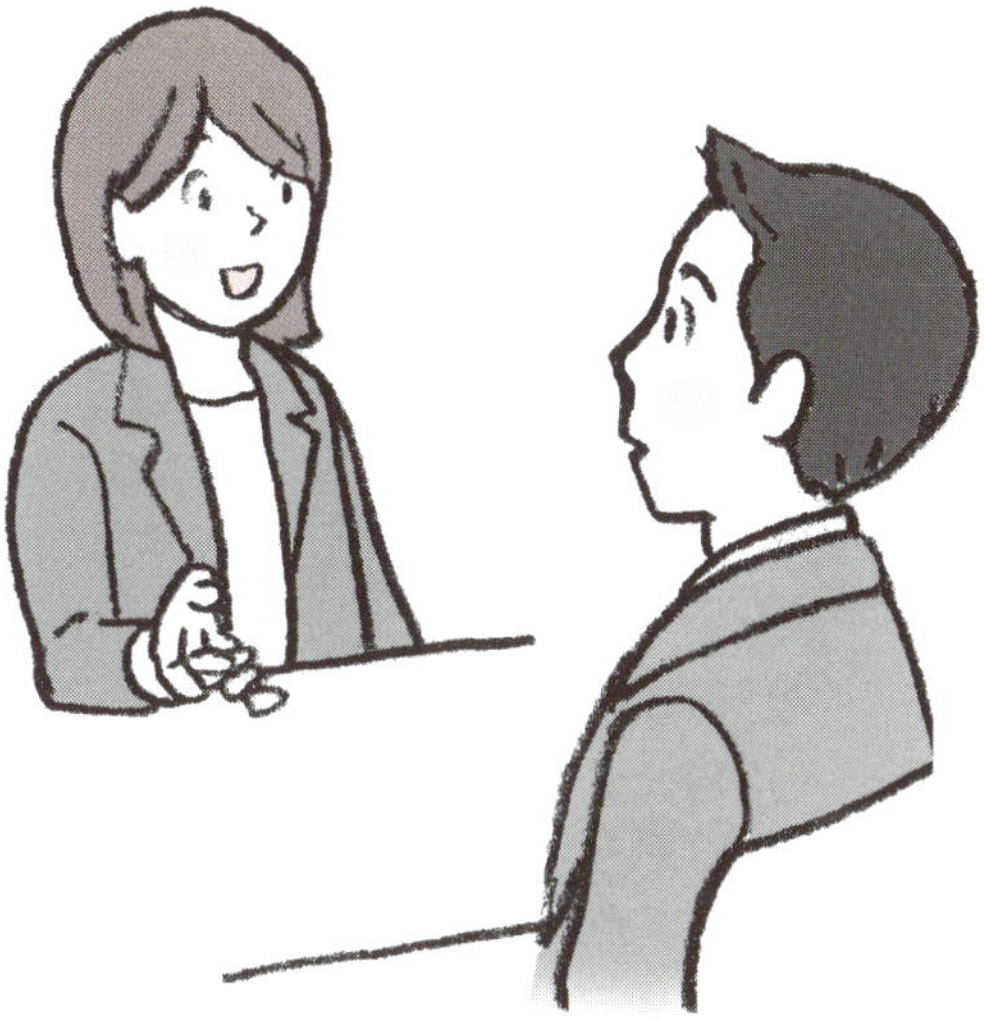

POINT

就労支援にはさまざまなものがありますが、本書では障害のある人への専門的な支援を利用して、企業などに就職する方法を紹介します。

（28～35ページ参照）

5

必要書類を用意して、支援の利用を申請。Bさんは事業所に通って、相談などの形でサポートを受けながら、発達障害への理解や配慮を得やすい職場を探しはじめました。

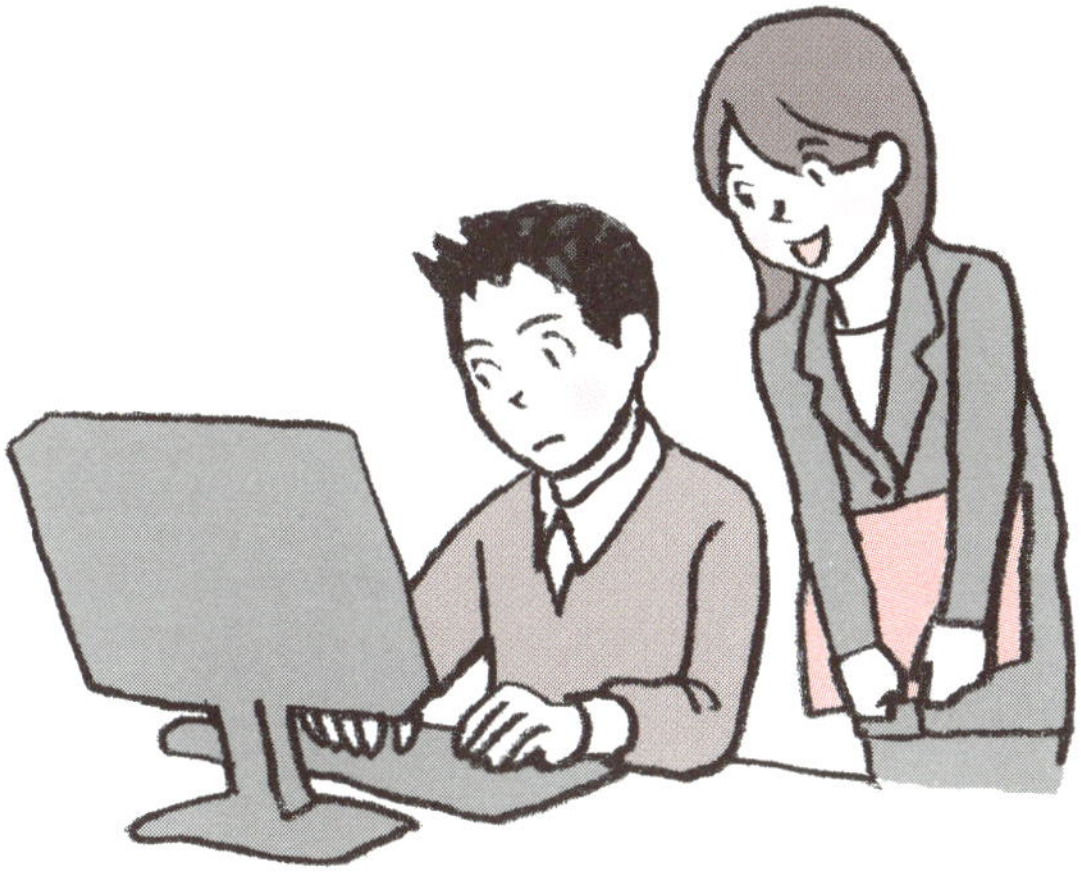

就労支援のしくみ

働きづらさを感じる人へのさまざまなサポート

就職から定着までをサポート

就労支援は、働くことに困難を感じる人へのサポートです。さまざまな形式があり、詳細は個々に異なりますが、一般的には就職前の準備から就職後の定着まで、長くサポートするものが多くなっています。

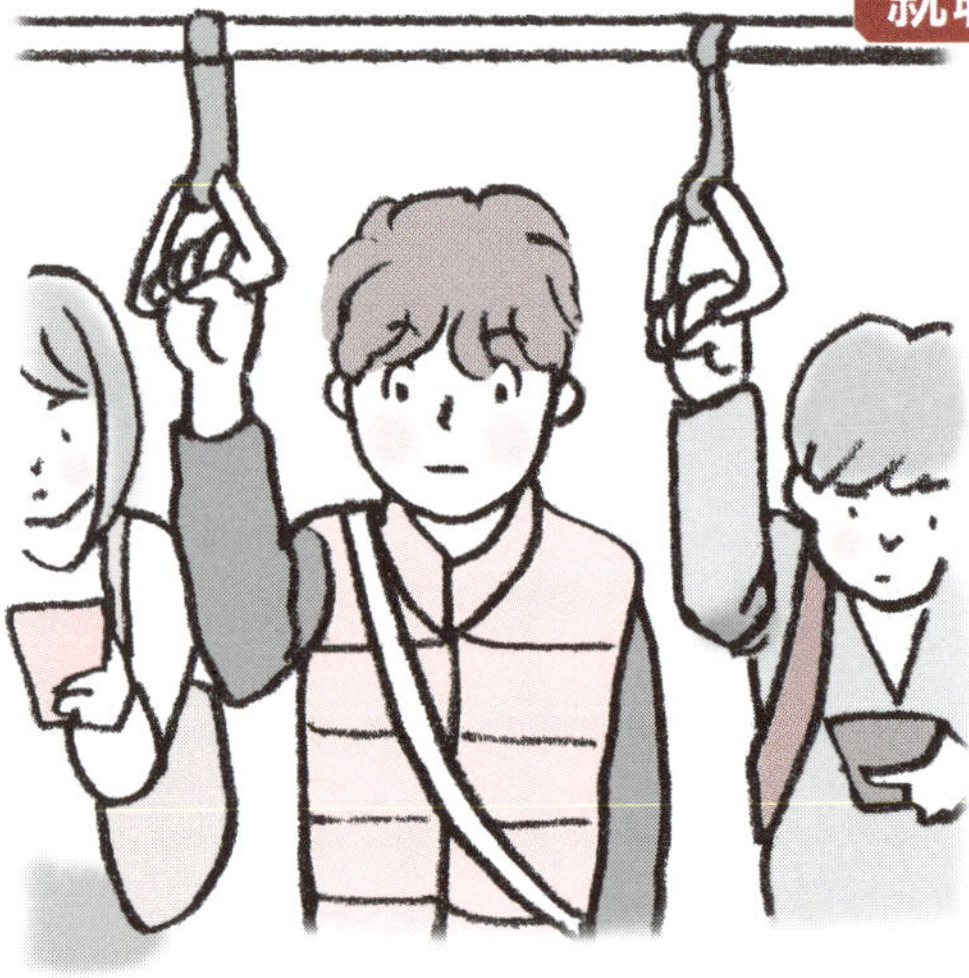

相談や実習のために、
支援機関に通う

就労支援の流れ

支援①適職をみつけて「就職」を成功させよう！

就職活動への支援
（46～55ページ参照）

就職前の準備支援
（42～45ページ参照）

支援③仕事を支える「生活」も大切に

（88～97ページ参照）

地域障害者職業センターや障害者就業・生活支援センター、職業能力開発校などの「就労支援」や、就労移行支援事業所の「就労移行支援」（34ページ参照）は、就職前から職場定着まで全体をカバーしている

※就労支援にはほかにも、就労継続支援事業所などの支援があります

そもそも「就労支援」とは

就労支援とは、働くことへのサポートを意味する言葉です。厳密な定義はなく、各種機関がさまざまな支援をおこなっています。

就労支援には、とくに病気や障害のない人への一般的な支援もありますが、本書では発達障害などの障害がある人への専門的な就労支援を、主に解説していきます。

本書で解説する就労支援の全体像は、以下の図の通りです。

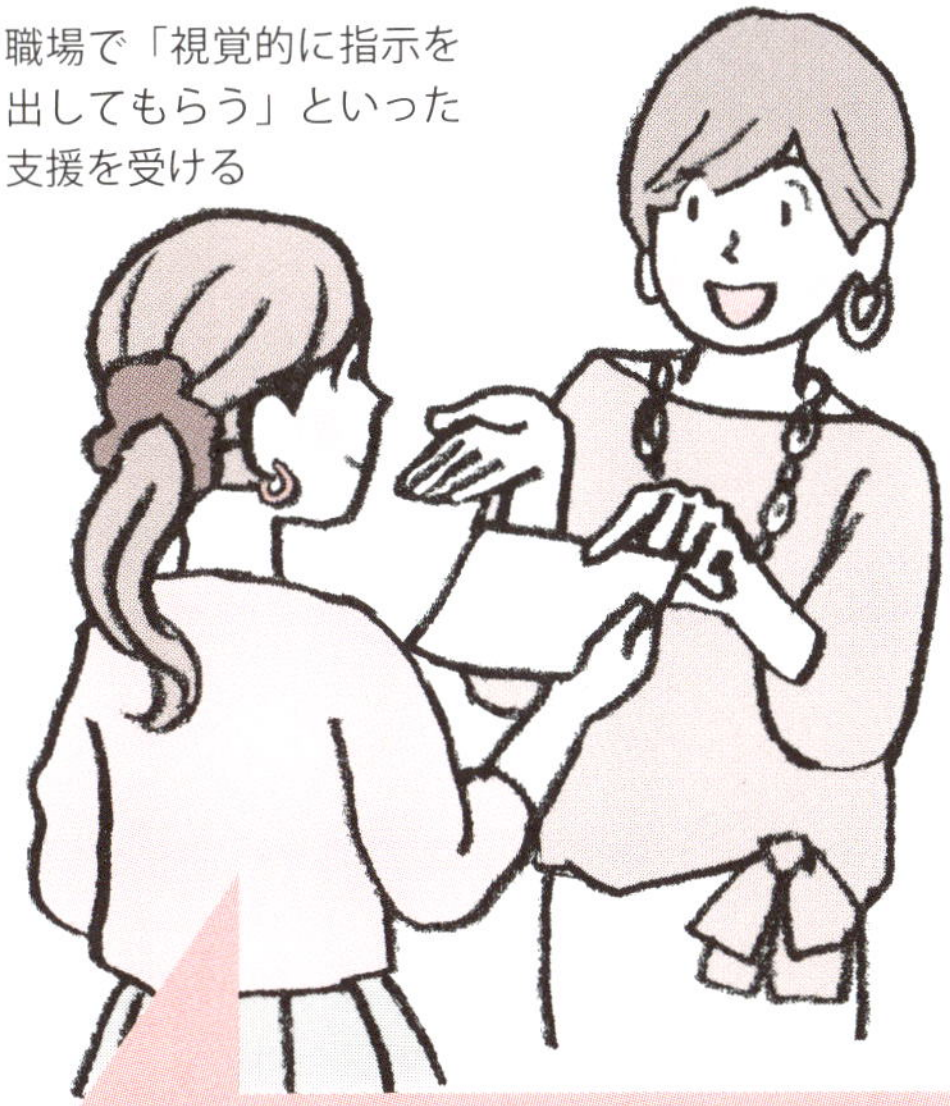

職場で「視覚的に指示を出してもらう」といった支援を受ける

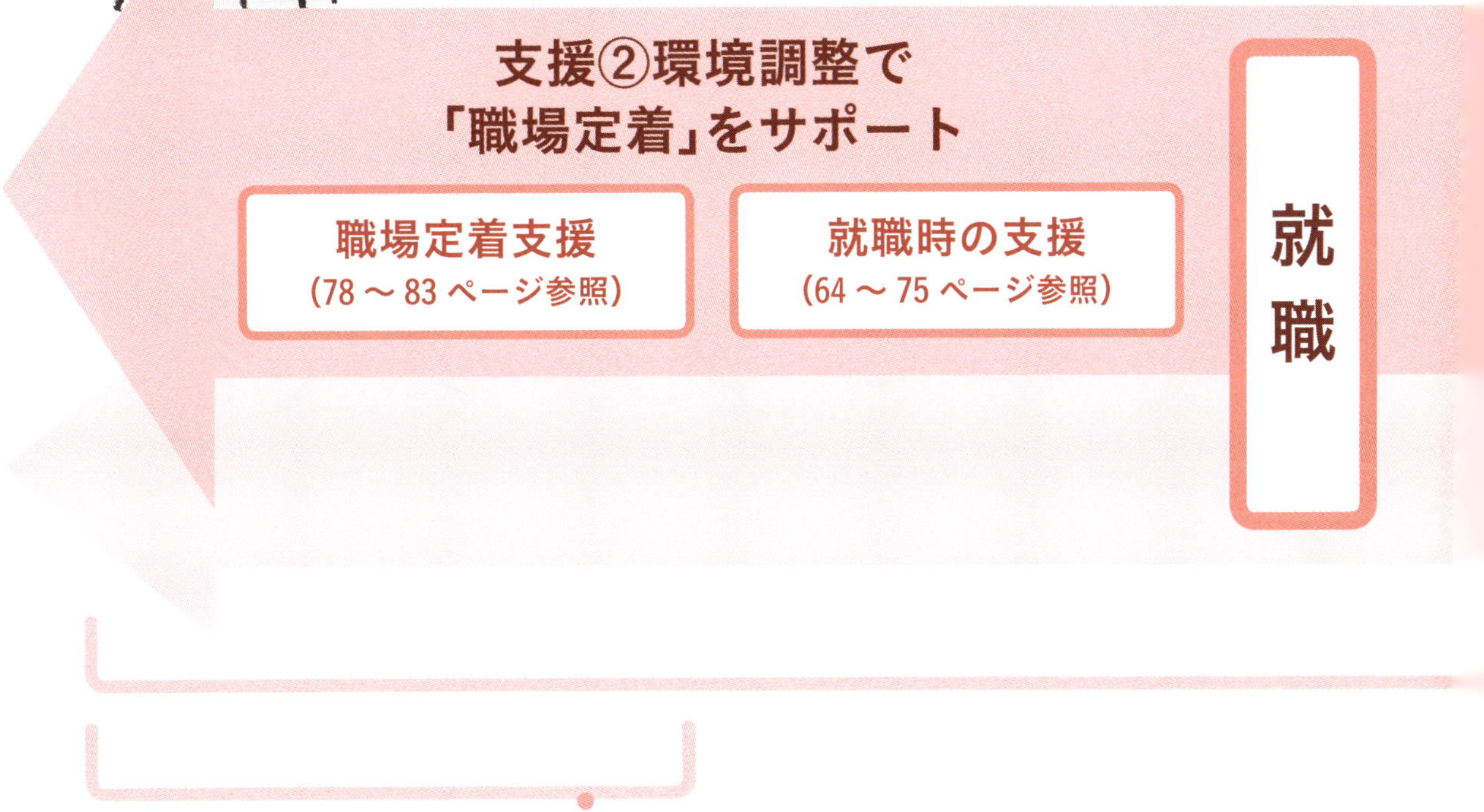
支援②環境調整で「職場定着」をサポート
職場定着支援
（78～83ページ参照）
就職時の支援
（64～75ページ参照）
就職

就労定着支援事業所の「就労定着支援」（34ページ参照）は、職場定着に特化した支援

本人への支援と職場への支援がある

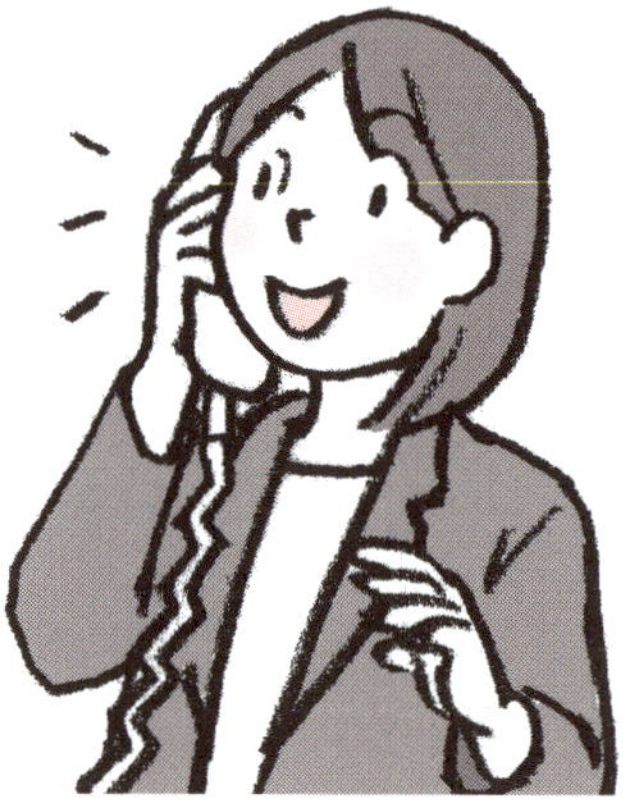

本人・職場それぞれへの支援

就労支援には、働く本人の就職活動や仕事を続けることへのサポートと、その人を受け入れる職場へのサポートがあります。どちらの側にとっても頼りになる支援制度なのです。

支援者は本人・職場双方からの
相談を受け付けている

<table>
<tr><th></th><th>就職活動</th><th>就職前</th></tr>
<tr><th>本人への支援</th><td>就職活動への助言
実習やエントリー、面接など、就職活動全般への助言を得られる。履歴書の添削や模擬面接などを受けられる場合もある。
● 実習への参加
● 面接などへの助言</td><td>就職に向けて準備できる
仕事への悩みを相談したり、各種活動でスキルを身につけたりすることができる。就職への準備を整えていける。
● 相談や検査、課題の確認
● 各種活動</td></tr>
<tr><th>職場への支援</th><td>採用活動へのサポート
採用活動時に本人だけでなく、支援者からも情報提供を受けられる。面接時などに障害や配慮事項を具体的に理解できる。
● 支援者からの情報提供
● 採用前に配慮などを相談</td><td>求人募集のサポート
障害者雇用の求人募集へのサポートが得られる。求職中の人の紹介を受けたり、障害の説明を受けたりできる。
● 求職者の紹介
● 障害についての説明や研修</td></tr>
</table>

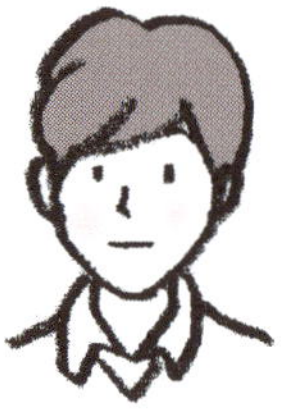

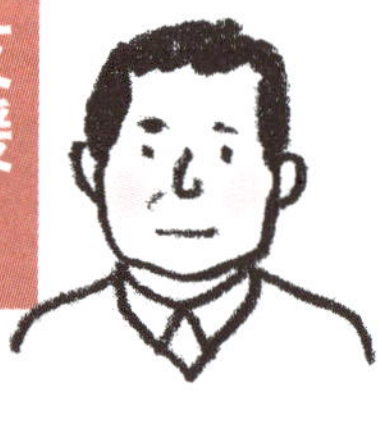

本人と職場の双方をサポートする

本書で解説している支援は、基本的には障害がある人を支えるしくみですが、そのなかには、障害がある人を受け入れる職場へのサポートも含まれています。

本人だけを支援するよりも、職場も合わせて支援したほうが、より働きやすい環境を整えることができるからです。

職場も支援機関と連携して環境づくりを

職場は就労支援機関と連携することで、障害に関するさまざまな情報を得られます。

障害がある人の採用活動や、採用の際の受け入れ態勢の整備などを相談することもできます。

障害者を雇用するときや、従業員に障害があることがわかったときなどに、適切な対応をとれるようになります。

就職時

職場との調整のサポート

就職が決まり、業務内容などを確認・調整する際にサポートが受けられる。配慮の必要性などを、支援者をまじえて職場と相談できる。

- 環境調整への支援
- 職場との相談の支援

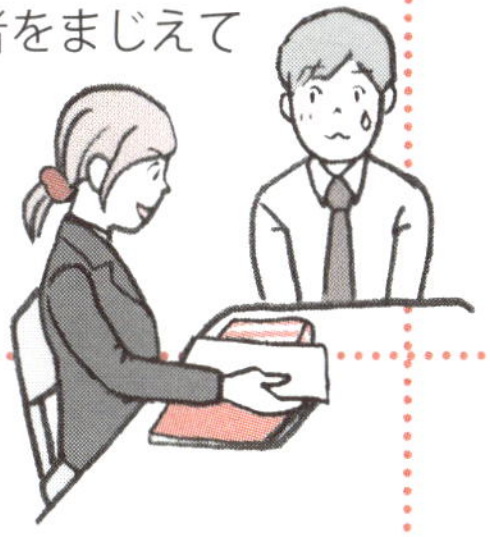

受け入れ態勢へのサポート

発達障害の人の受け入れ態勢について、助言を受けられる。本人との相談の際、支援者が間に立って調整してくれる。

- 受け入れ態勢への支援
- 本人との相談の支援

職場定着

就職後の問題解決

就職後も支援を受けられる。本人・職場・支援者で定期的に相談し、就職後に起きた問題に対処していく。

- 就職後の相談
- 問題解決への支援

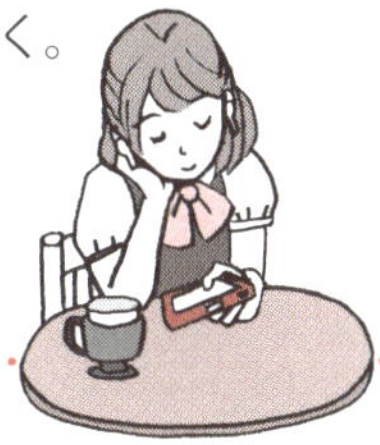

態勢見直しのサポート

本人や支援者と定期的に相談できるようにしておけば、受け入れ後に問題が起きても対応できる。

- 受け入れ後の相談
- 配属・業務などへの助言

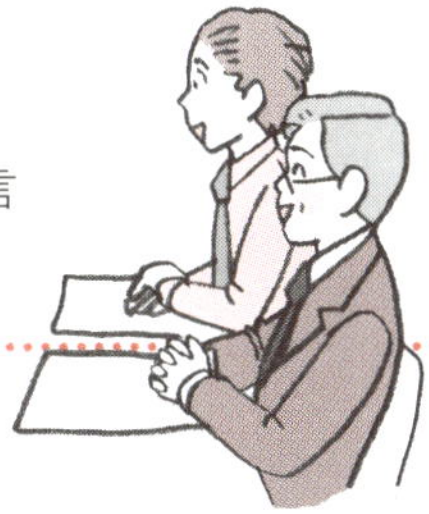

医療機関や就労支援機関に相談し、支援を受ける

障害のある人への専門的な支援を受ける

発達障害の人が企業などへの就職をめざす場合、各センターや各事業所などで、障害のある人への専門的な就労支援を受けることができます。

医療機関や相談機関、就労支援機関などに働きづらさを相談し、その背景を確認しながら、自分に合った就労支援を探していきましょう。利用の流れは左の図の通りです。

就労支援利用の基本的な流れ

本書で解説している就労支援は、基本的には、障害のある人へ「職業リハビリテーション」や「障害福祉サービス」として実施されているものです。支援を受けるためには、診断書などが必要になることもあります。左の図のように、医療機関や就労支援機関に相談しましょう。

1

働きづらさを相談

医療機関やハローワークなどに働きづらさや、その背景に発達障害の可能性を感じることなどを相談する

主な相談先

医療機関

発達障害の診断を受けられる

発達障害者支援センター

就労支援機関を紹介してもらえる

ハローワーク

一般的な就労支援のほかに、障害のある人への就労支援も受けられる。また、専門的な支援機関の紹介もしてもらえる

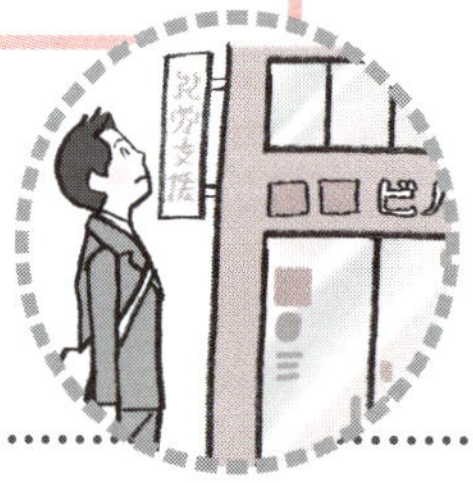

Bさん（26ページ参照）はハローワークで地域障害者職業センターを紹介された

2
働きづらさの背景を理解する

相談を通じて、本人が働きづらさの背景を理解していく。発達障害の診断の有無など、状況に応じて、自分に合った就労支援機関を紹介してもらう

3
就労支援機関に相談する

専門の就労支援機関に連絡する。予約をとって相談に行き、どのような支援が受けられるか、その内容や条件を聞く

次のページに続く

専門の就労支援機関を紹介してもらう。自分で探してもよい

就労支援機関

地域障害者職業センター

就労支援のセンター機関。全国に 52 ヵ所ある。遠方の人などには、ほかの支援機関の紹介もしている

就労移行支援事業所

原則 2 年間の「就労移行支援」（34 ページ参照）をおこなう事業所。民間企業やNPO法人などが運営。全国に 3,800 ヵ所以上あって利用しやすい

障害者就業・生活支援センター

全国に 300 ヵ所以上設置。就労と生活の総合的な支援プログラムを実施している

就労定着支援事業所

就労継続支援事業所

職業能力開発校など

国や都道府県、企業などが設置。職業訓練などを実施している

※センターや事業所の設置数は 2022 年 10 月現在の情報

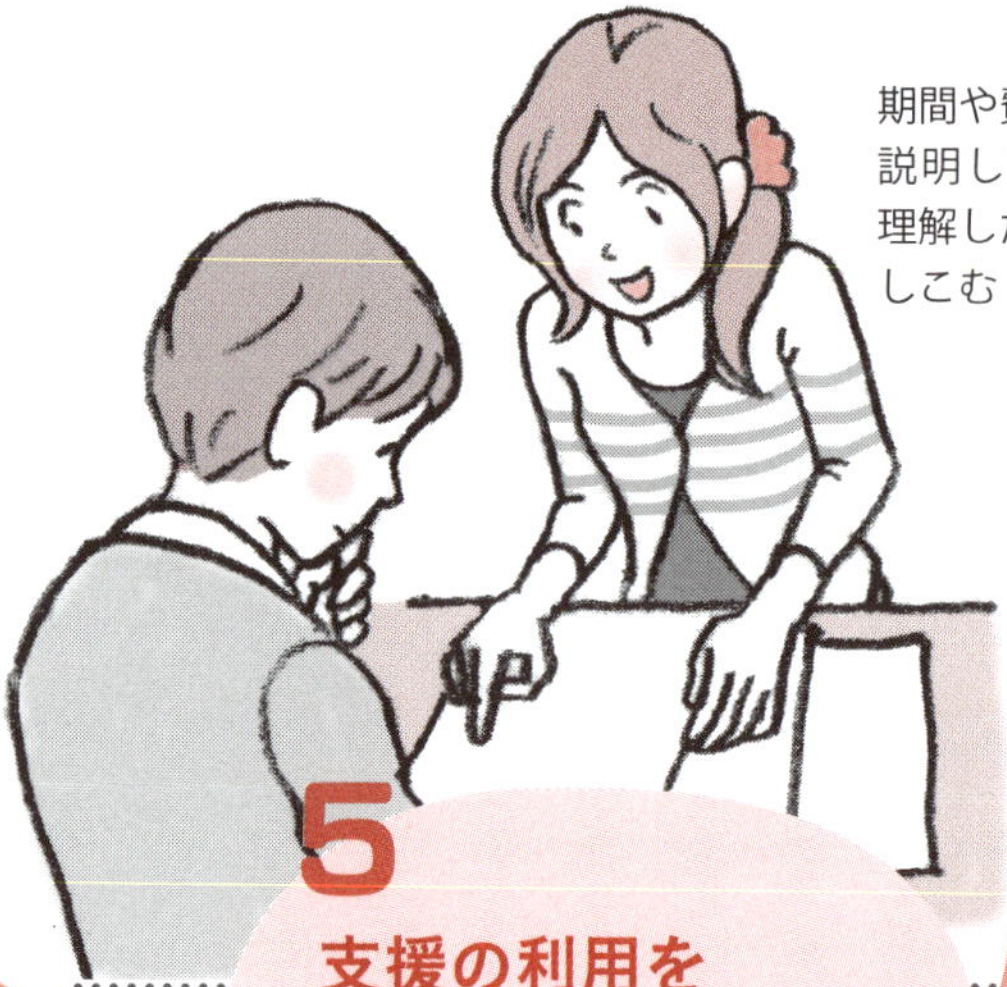

期間や費用などを説明してもらい、理解したうえで申しこむ

前のページから続く

4 支援の内容や利用条件を聞く

就労支援機関で、支援の詳細を聞く。内容や条件、期間、費用などを確認する

5 支援の利用を申請する

支援の利用を申請。診断書などの必要書類を用意して、提出する

主な就労支援

各センターの 就労支援

地域障害者職業センターや障害者就業・生活支援センターでは、職業相談や職業適性検査、各種訓練などの支援を受けることができる。ジョブコーチ（74ページ参照）を利用できる場合もある。基本的に無料だが、交通費などを負担する場合がある。利用期間は個々に異なる

各事業所の 就労移行支援・就労定着支援

事業所による就労移行支援は原則2年間プラス就職後6ヵ月間の支援。就労定着支援は就職の6ヵ月後から原則3年間の支援。現在はこの形式の就労支援を受ける人が増えている。費用はどちらも収入によって決まる

職業能力開発校などの 就労支援

障害に応じた専門的な職業訓練や就職、職場定着などへの支援

事業所の 就労継続支援

一般企業などへの就職が難しい人に、働く場を提供する支援

※本書では主に、企業などへの就職をめざす人への支援（就労移行支援など）を解説しています。すぐに就職することが難しい人は、就労継続支援を受けることができます

6
就労支援を受ける

就労支援機関などに通って支援を受け、就職や職場定着をめざす

グループ活動などを通じて、本人が自分の特性や課題を確認していく

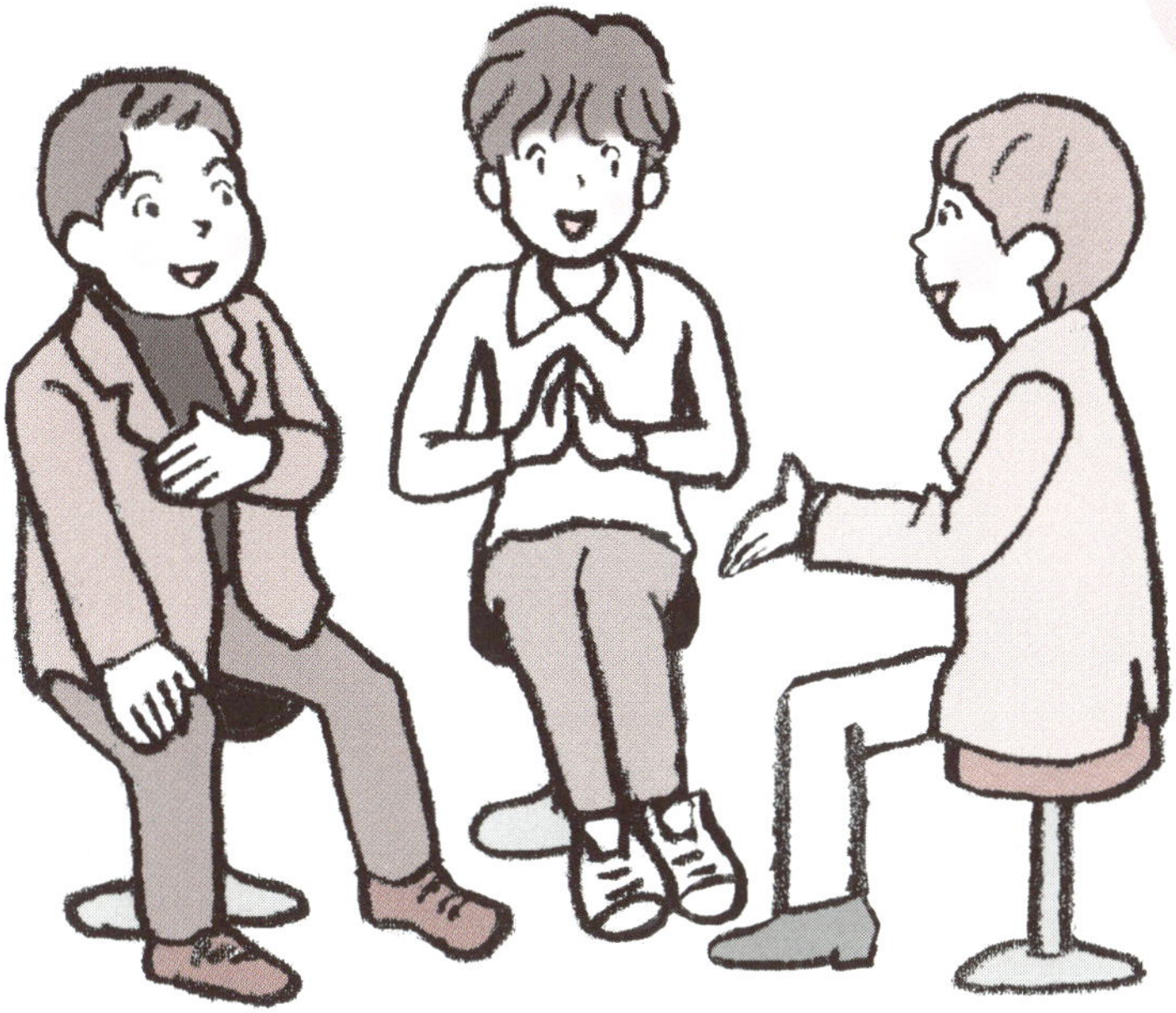

POINT

本書の第３章で、就労支援の具体的な内容を紹介しています。就労支援を受けはじめてからの主な流れは、第３章をご覧ください。

就労支援には さまざまな形式がある

ひとことで「発達障害の人の就労支援」といっても、内容や期間、費用などは、機関や形式によって、さまざまに異なります。

本書では 基本的なしくみを紹介

本書ではそのなかから、企業などへの就職をめざして支援を受ける場合の「基本的なしくみ」を紹介しています。右の図では、就労支援や就労移行支援、就労定着支援（＊）が該当します。

このあとの第三章で、支援の具体的な流れを解説していきます。基本的には企業などへの就職や職場定着、生活への支援です。しかし、企業などへの就職が難しく、就労継続支援を受ける人にも参考になるものもあります。自分に合った就労を考えるためのヒントとして、活用してください。

＊支援の詳細は機関ごとに異なります。また、就労定着支援は主に第３章支援②が該当します

COLUMN

支援者は、具体的にはどんな人？

支援者によって専門分野が異なる

本書では就労支援機関の職員など、支援に携わる人のことを「支援者」と表現しています。

支援者というのは職種をさす言葉ではなく、支援する人全般の総称です。実際の肩書は、支援機関の「相談員」や「スタッフ」など、さまざまに異なります。

支援者というのは一定の資格ではないため、知識や専門分野は人それぞれです。自分の希望に合う支援者と出会えるように、さまざまな窓口に相談してみるというのも、ひとつの方法です。

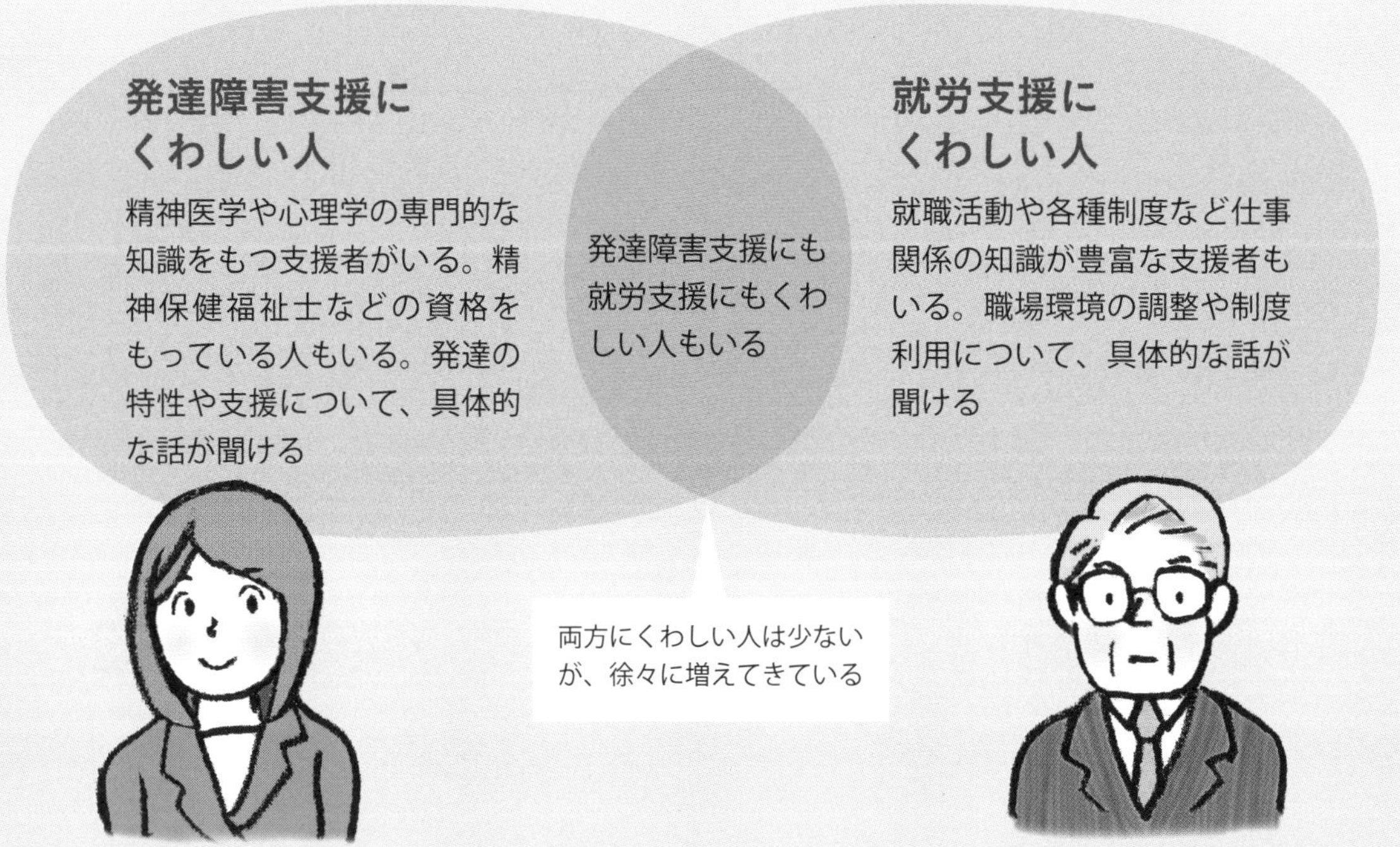

発達障害支援にくわしい人
精神医学や心理学の専門的な知識をもつ支援者がいる。精神保健福祉士などの資格をもっている人もいる。発達の特性や支援について、具体的な話が聞ける
発達障害支援にも就労支援にもくわしい人もいる
就労支援にくわしい人
就職活動や各種制度など仕事関係の知識が豊富な支援者もいる。職場環境の調整や制度利用について、具体的な話が聞ける
両方にくわしい人は少ないが、徐々に増えてきている

3 本人も企業も利用できる「3つの就労支援」

支援① 適職をみつけて「就職」を成功させよう！

本書では、就労支援を大きく三つに分けて紹介しています。
そのひとつめは「就職」の支援です。
発達障害の人の場合、本人の特徴に合った仕事を
選ぶことが重要です。支援機関に相談しながら
「適職」を探していきましょう。

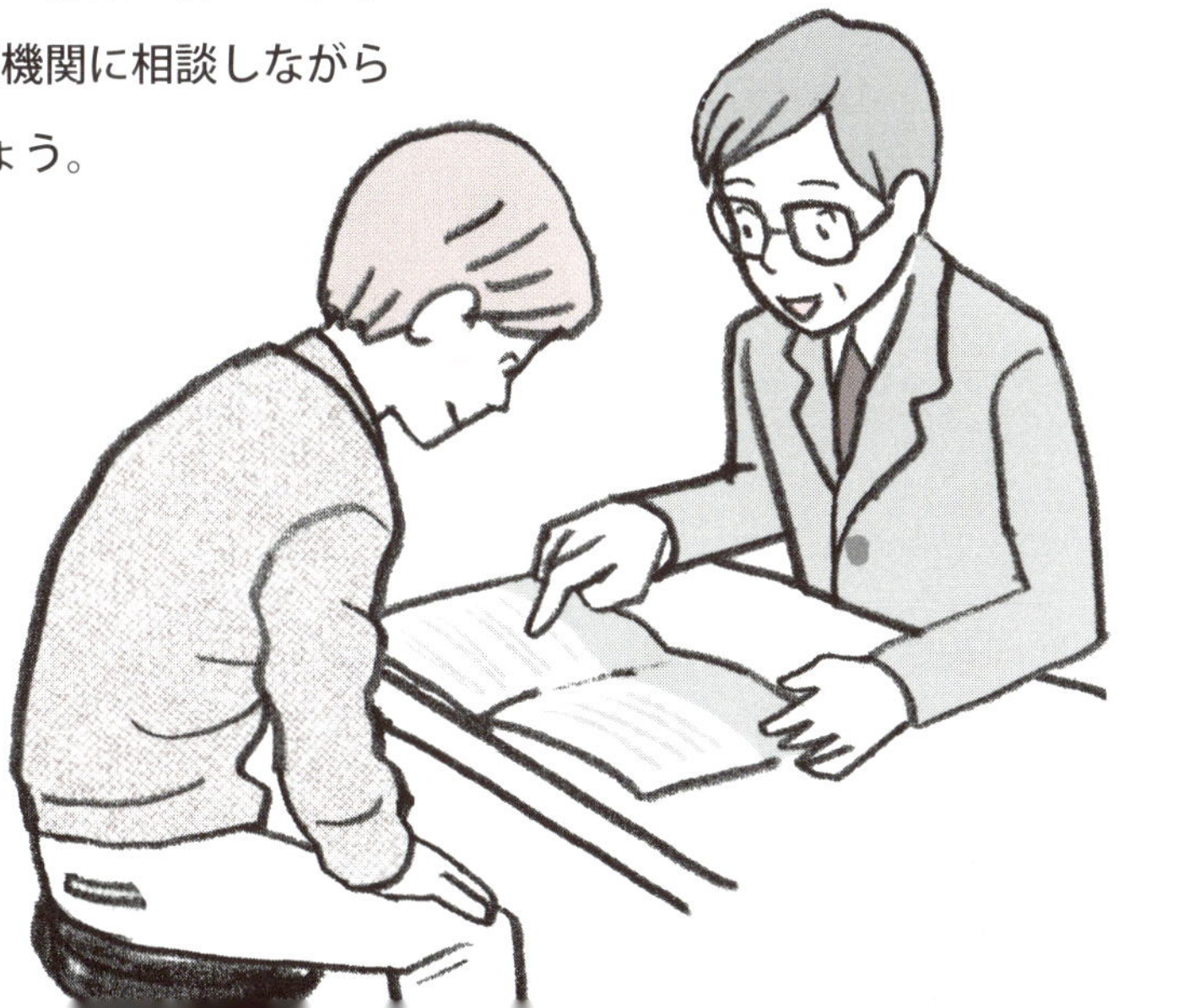

ケース3

支援を受けて自分に合う職場をみつけたCさん

1

Cさんは現在20代の女性です。大学卒業後、介護関係の仕事を希望し、介護施設に就職。しかし、作業のペースが先輩職員と合わず、そのせいでたびたび叱責され、職場が自分に合わないと感じて、退職しました。

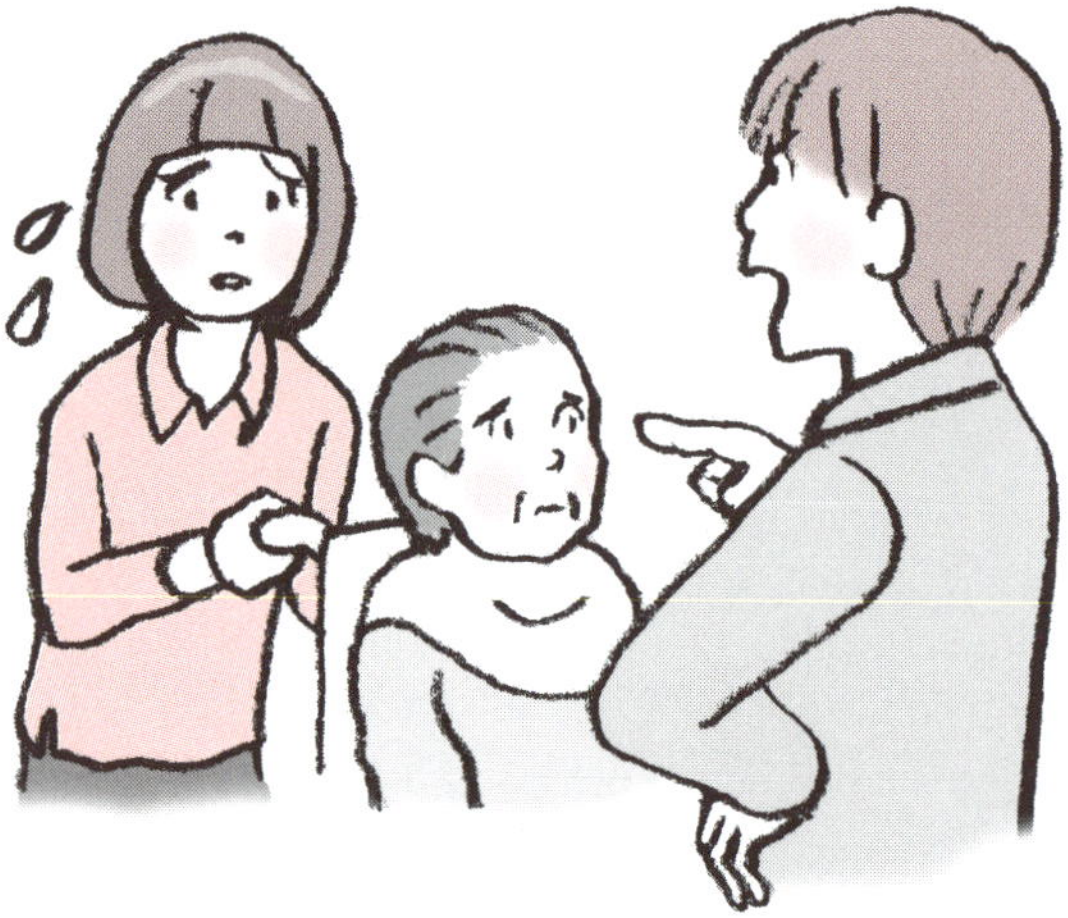

2

その後、別の施設に勤めましたが、そこでもうまくいかずに退職。自信を失い、精神的な不調を感じて病院へ行きました。Cさん本人はうつ病と考えていましたが、診断は発達障害のASDでした。Cさんは診断を聞き、戸惑いました。

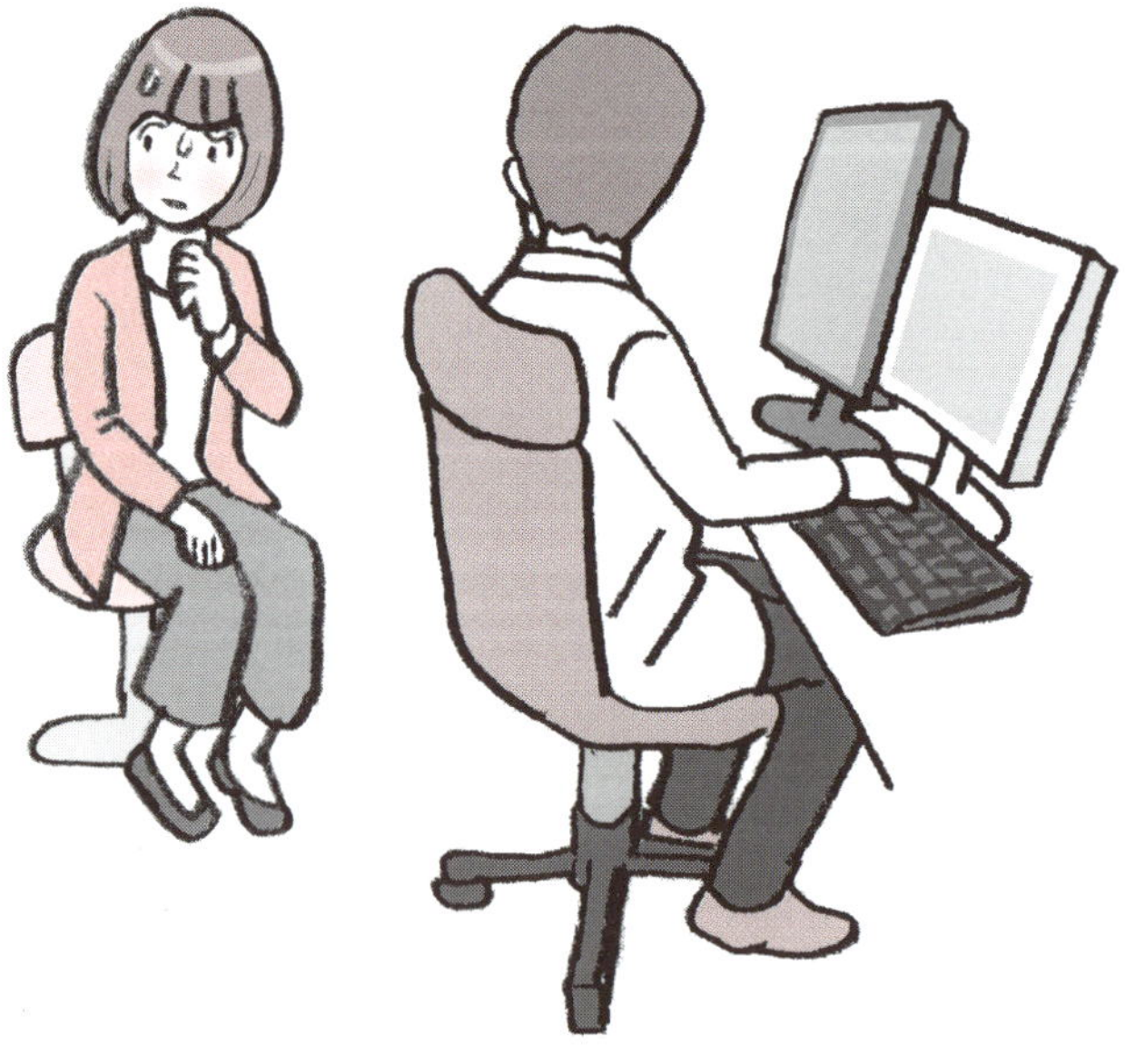

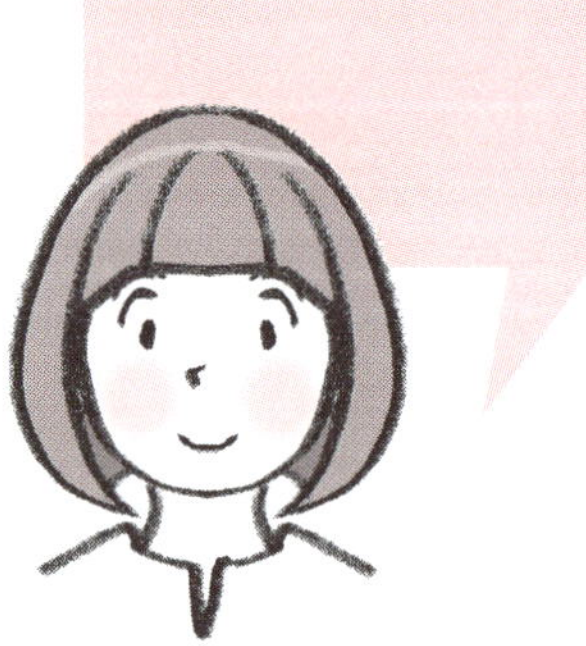

3

病院で発達障害の冊子をもらい、読んでみると、確かに自分に当てはまる部分が多くありました。冊子には支援機関の情報もあったため、相談してみることに。

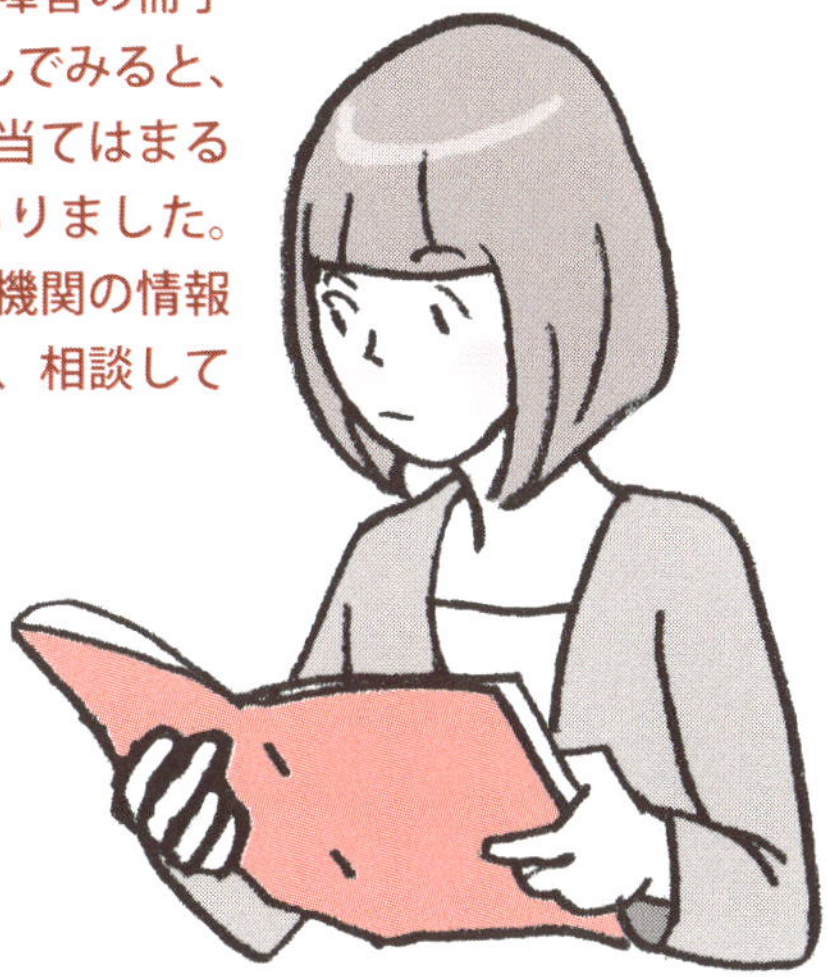

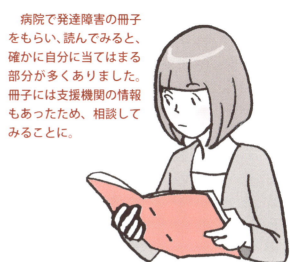

POINT

自分に合う仕事を探すためには、考えたり相談したりするだけでなく、職場で体験や実習をすることも重要です。実際に仕事をしてみると、自分の得意なことや課題がわかります。その結果から、現実的・具体的な適職を探すことができるのです。（46 ～ 51 ページ参照）

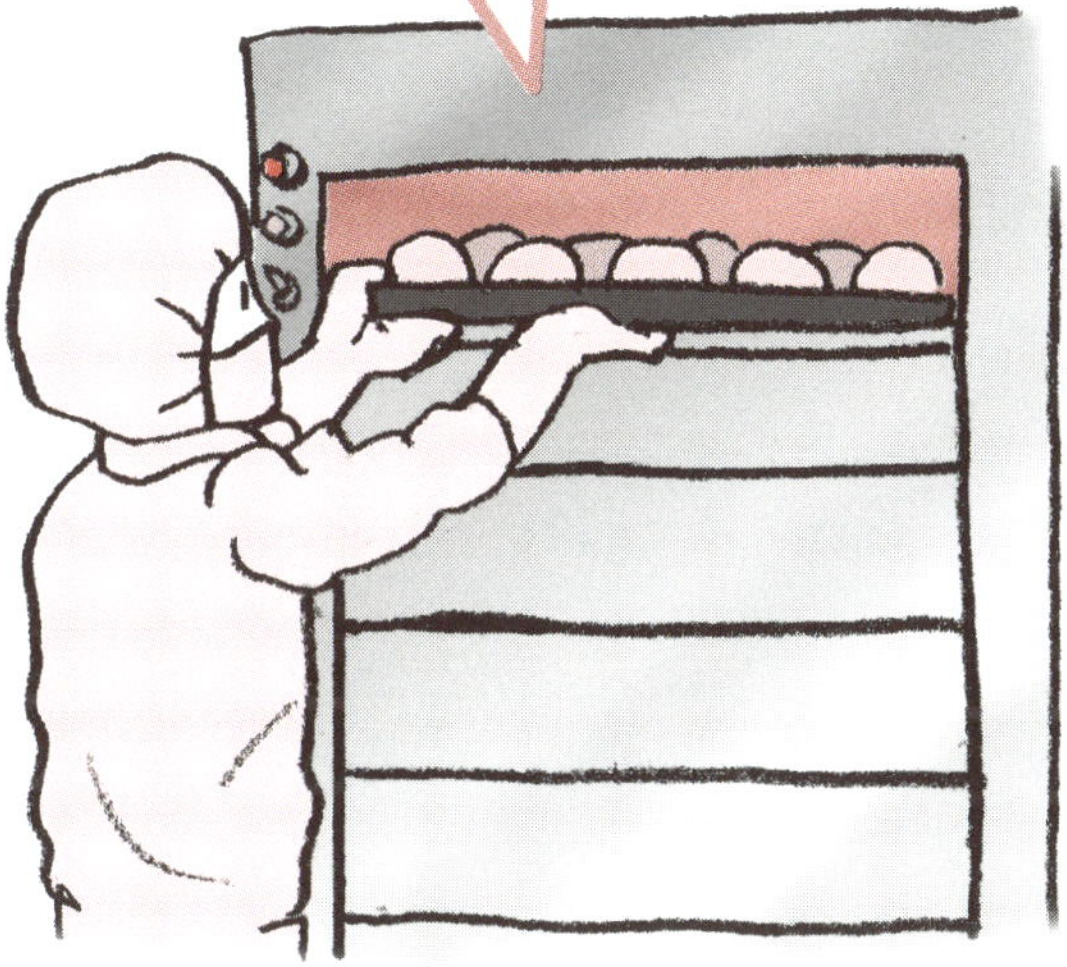

4

Cさんは仕事の悩みを就労移行支援事務所（33 ページ参照）に相談。支援者のすすめで、就労移行支援を受けることにしました。食品工場などで実習をおこない、自分に合う仕事を探していきました。

5

数回の実習をへて、Cさんは対人折衝の多い介護施設よりも、食品などの工場のほうが自分には合うと感じました。その実感をもとに就活をして、工場での就職が決まりました。

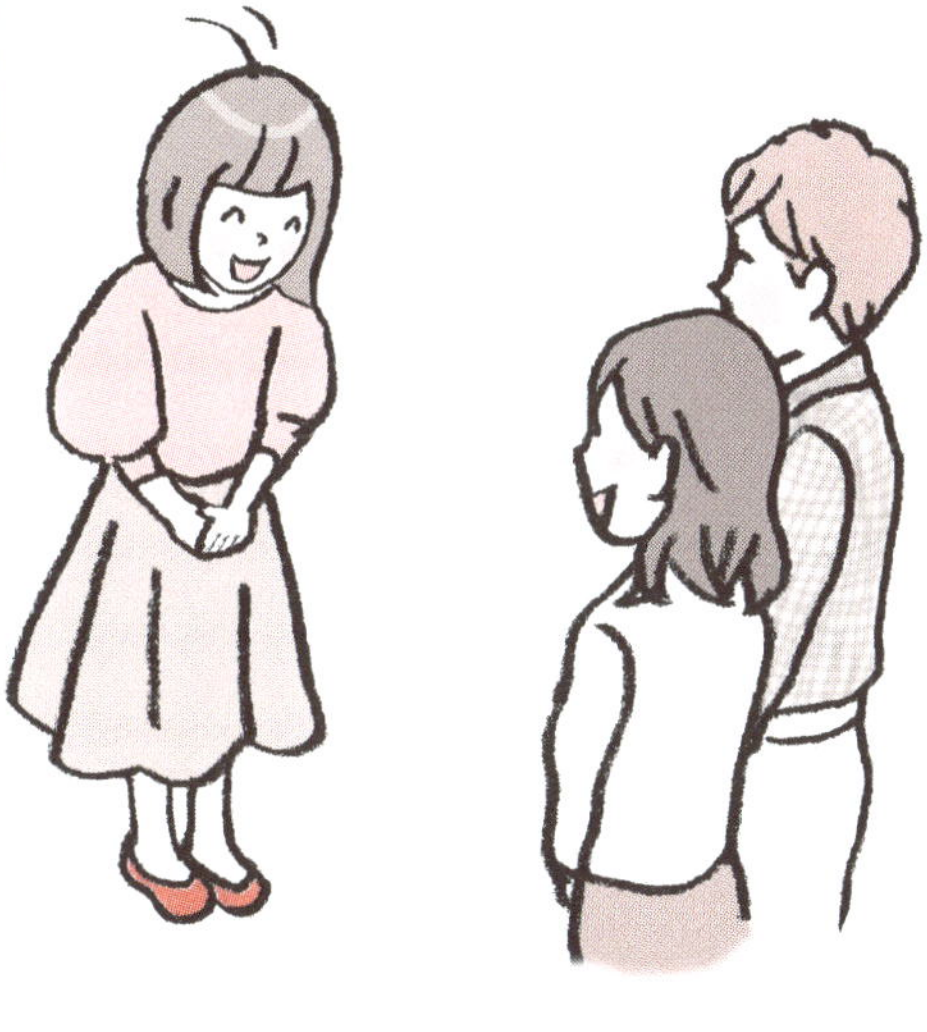

支援①の
基本

本人と支援者で「ジョブマッチング」を考える

自分に合う仕事を考える

発達障害の人が就職するとき、もっとも重要になるのが「ジョブマッチング」。言葉の通り、自分に合う（マッチする）仕事をみつけることです。就労支援では、初期の段階から仕事のマッチングを考えることが大切です。

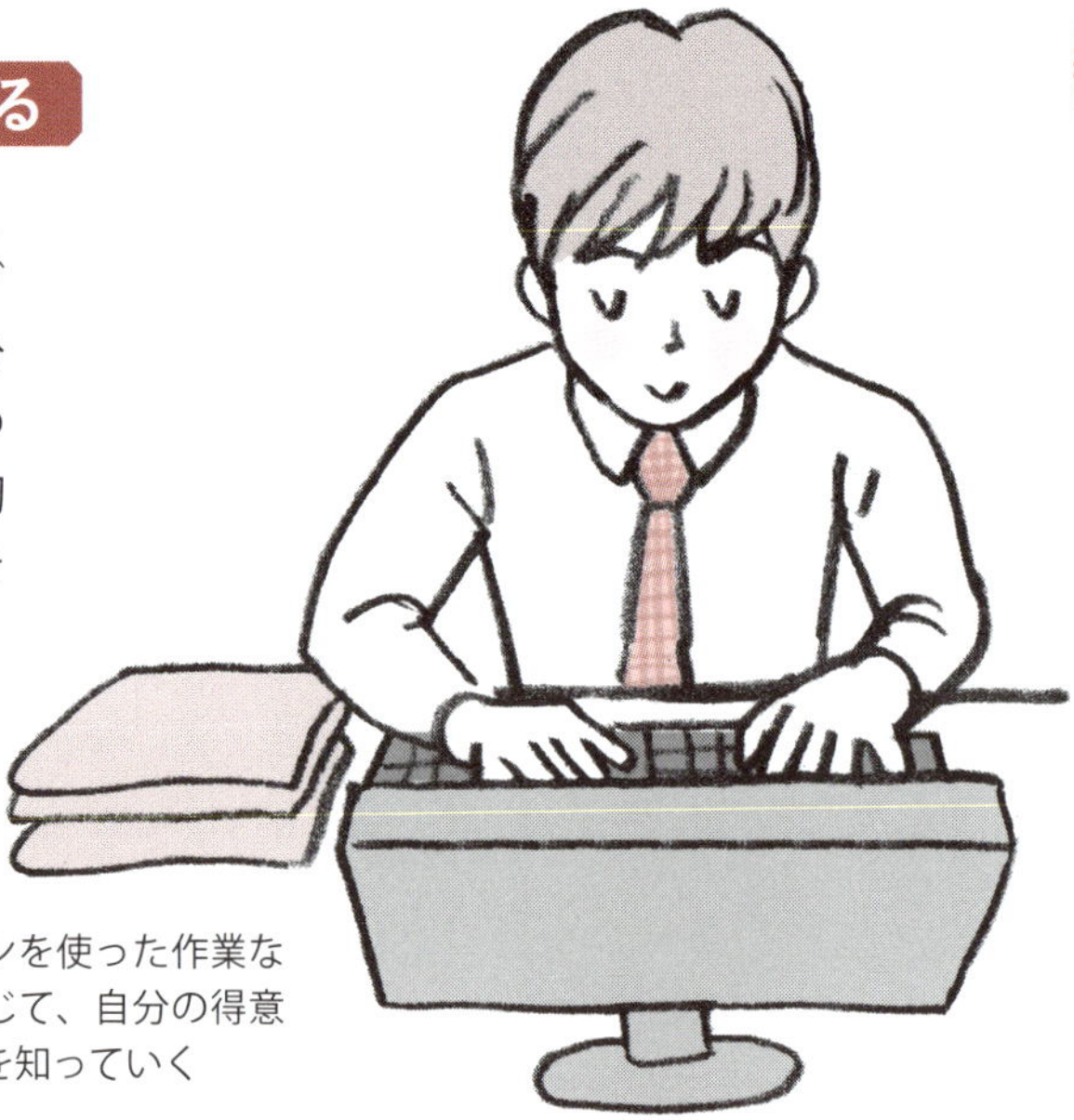

パソコンを使った作業などを通じて、自分の得意なことを知っていく

いろいろな仕事を知る

相談や実習などを通じて、社会にさまざまな企業や職種、働き方があることを知る。見識を広げることで、選択肢が増える

（46 ～ 53 ページ参照）

自分の特性を知る

本人は支援者との相談などを通じて、自分の特性を理解する。それが仕事上、どんな長所や課題につながるかを考える

（42 ～ 45 ページ参照）

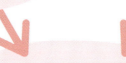

ジョブマッチングを考える

支援者と相談しながら「自分」と「仕事」のマッチングを考える。自分や仕事への理解が深まれば深まるほど、適切なマッチングができるようになる

支援者とともに考える

発達障害の人は、支援者との相談や各種のトレーニング、実習などを通じて、ジョブマッチングを考えていきます。

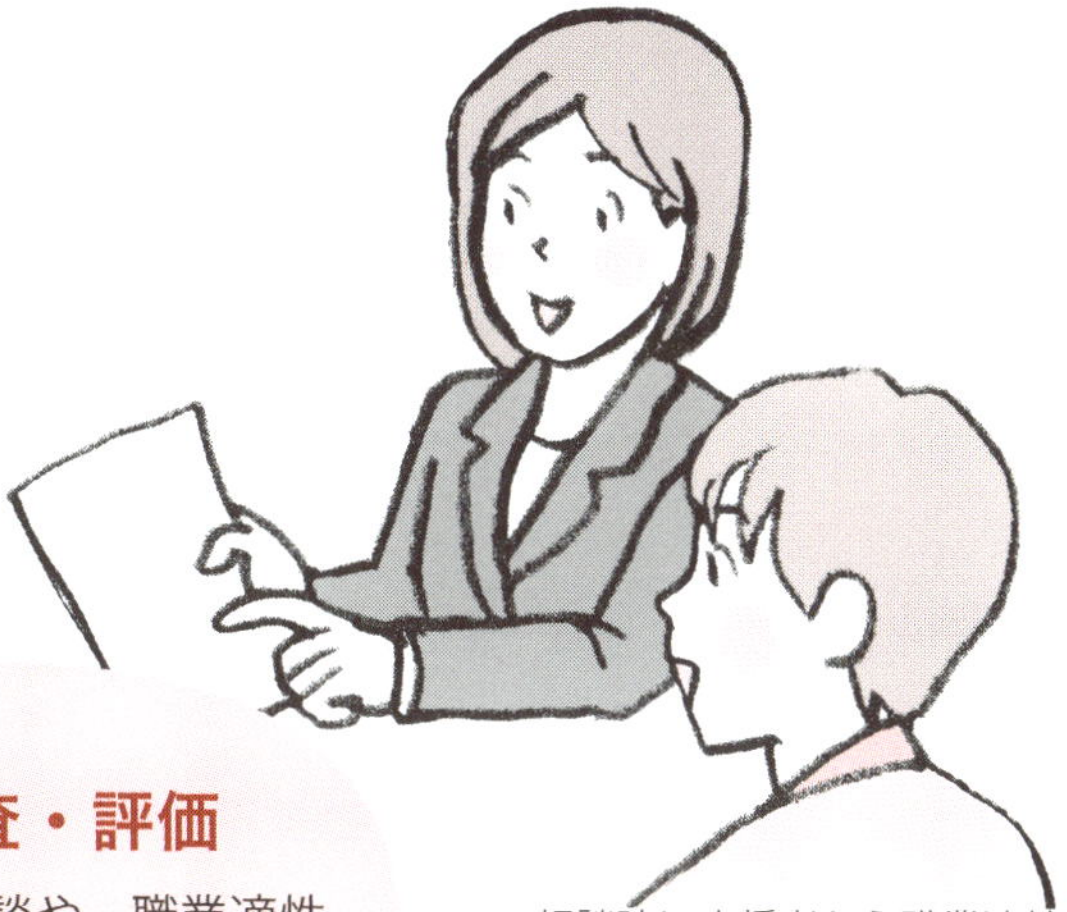

相談時に支援者から職業適性や課題などが具体的に提示される。それをもとに適職を考え、実習や就活につなげていく

相談・検査・評価

支援者との相談や、職業適性などの検査・評価。本人は支援者とともにその結果を確認し、自己理解につなげていく

各種の活動

本人がパソコンなどを使ったオフィスワークや、グループワークなどに参加。自分の特性や職業適性をさらに理解していく

実習・就職活動

徐々に職場実習や就職活動にとりくむ。そこでみつかった課題を次の相談・評価につなげて、就労へのステップをふんでいく

相談の結果を実習や就職活動にとり入れ、その成果を次の相談にいかすというように、サイクル型で支援がおこなわれる

ジョブマッチングが就職成功のカギ

「就職」の支援は、本人が最初に就労支援の相談をしてから、各種の活動をへて実習や就職活動にのぞみ、就職を成功させるまでのサポートです。

具体的な方法や効果は次のページから解説していきますが、一連の流れのなかで、成功のカギとなるのは「ジョブマッチング」。本人と支援者が、相談や実習などを通じて、本人に合った「適職」を考えていくことです。

得手不得手があるからこそマッチングが重要に

発達障害の人にはさまざまな特性があります。得手不得手がはっきりと出やすく、仕事の向き不向きも大きく分かれがちです。

そのため、本人が特性を具体的に理解し、自分に合った仕事を探すことが重要になるのです。

就職前の準備支援

相談や検査を通じて、自己理解を深める

相談時によく聞かれること

- どのような仕事をしたいか
- 過去にどのような仕事をしたか
- 働くうえで困っていること

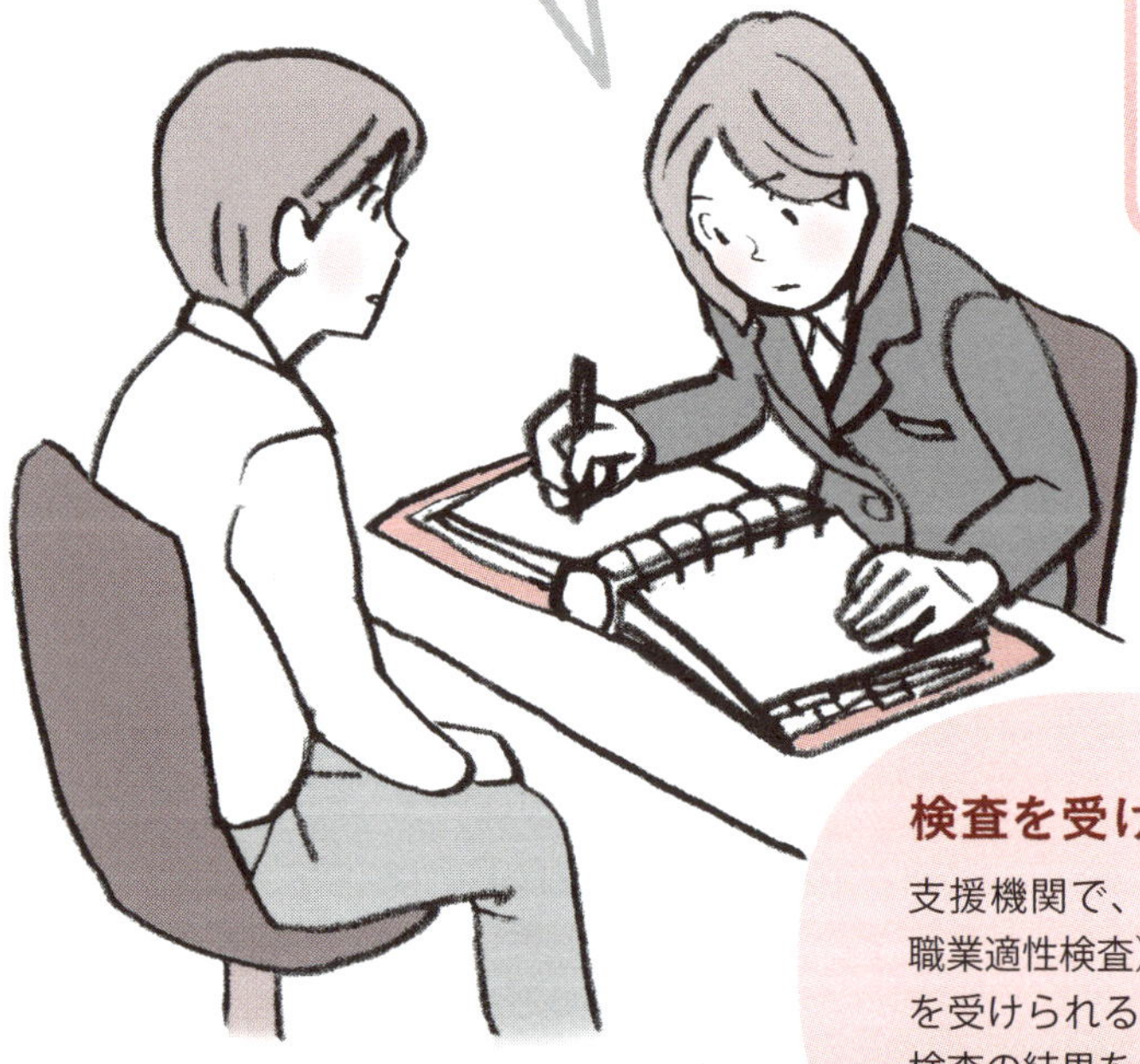

まずは仕事について、どんな経験をしてきて、どんな希望をもっているのか、支援者に伝える

なにをする？

支援者に相談する

就労支援は、支援者に相談することからはじまります。まずは支援機関に行って、仕事のことや発達障害のことを支援者に伝え、どのような支援が受けられるか、聞きましょう。

相談する

最初は相談から。就労相談を無料で受け付けている支援機関もある。予約制のところが多いので、事前に問い合わせを

検査を受ける

支援機関で、GATB（一般職業適性検査）などの検査を受けられる場合がある。検査の結果をふまえて、さらに相談を進めていく

本人は自己理解が深まる

自分の能力や職業適性などへの理解が深まる。自分を客観的にみられるようになっていく

支援者は本人の人となりを知る

支援者にとっても理解のきっかけとなる。相談にきた人の人となりを知ることができる

どんな効果？

本人も支援者も理解が深まる

相談や検査を通じて、本人の自己理解が深まります。自分の得手不得手や、働いていくための課題、これからすべきことなどが、少しずつみえてきます。

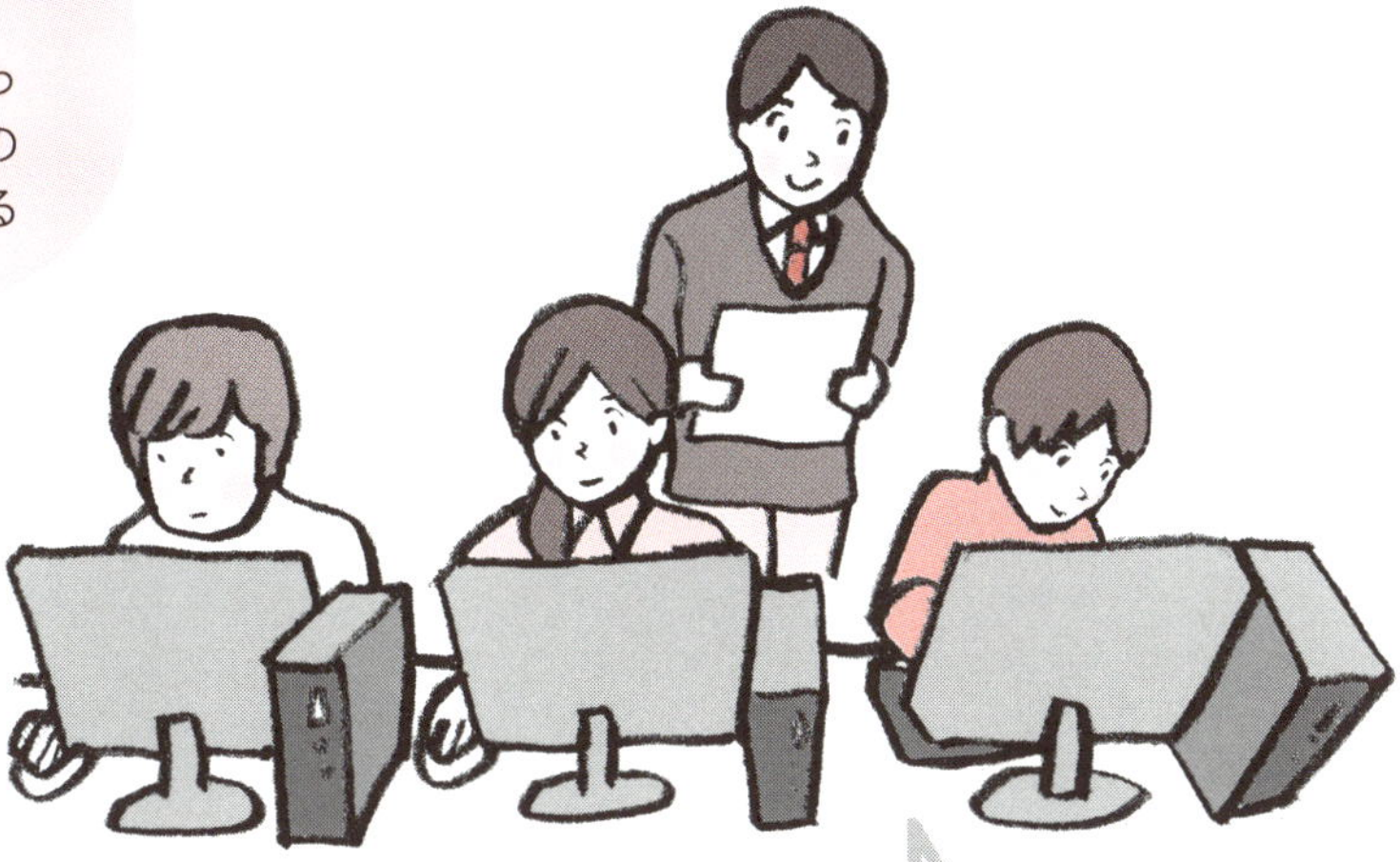

相談に続いて、ビジネススキル講座などに参加することもできる。そうした活動を通じて、自分のスキルへの理解がさらに深まっていく

支援機関が、ビジネススキルやストレスケアなど、仕事に役立つことを学べる講座を開いていることもあります。相談を通じて、講座などの情報を得ることができます。

支援者からひとこと

「ニーズ」を確認することが重要です

支援者が相談や検査などを通じて、本人の特徴を確認・評価することを「アセスメント」といいます。支援者は、とくに本人のニーズ（必要としていること）の確認を重視しています。

支援者は、本人が働いていくうえで、どんな支援が必要になるのかを考え、それにそって個別の支援計画を立てます。

本人は支援者に相談する際、ふだん困っていることを、遠慮せずに伝えてください。

就職前の準備支援

支援者といっしょに職業適性や課題を確認する

就労支援を利用する

就労移行支援などの利用を申請するか、各機関が実施している講座などに参加申しこみをする

活動に参加する

支援機関に通って、オフィスワークやグループワークなど各種の活動に参加する。就労の準備を進めていく

なにをする？

各種の活動に参加する

相談や検査を受け、就労支援を利用したいと感じたら、支援機関にその希望を伝えましょう。そして支援の利用などを申しこみ、各種の活動に参加していきます。

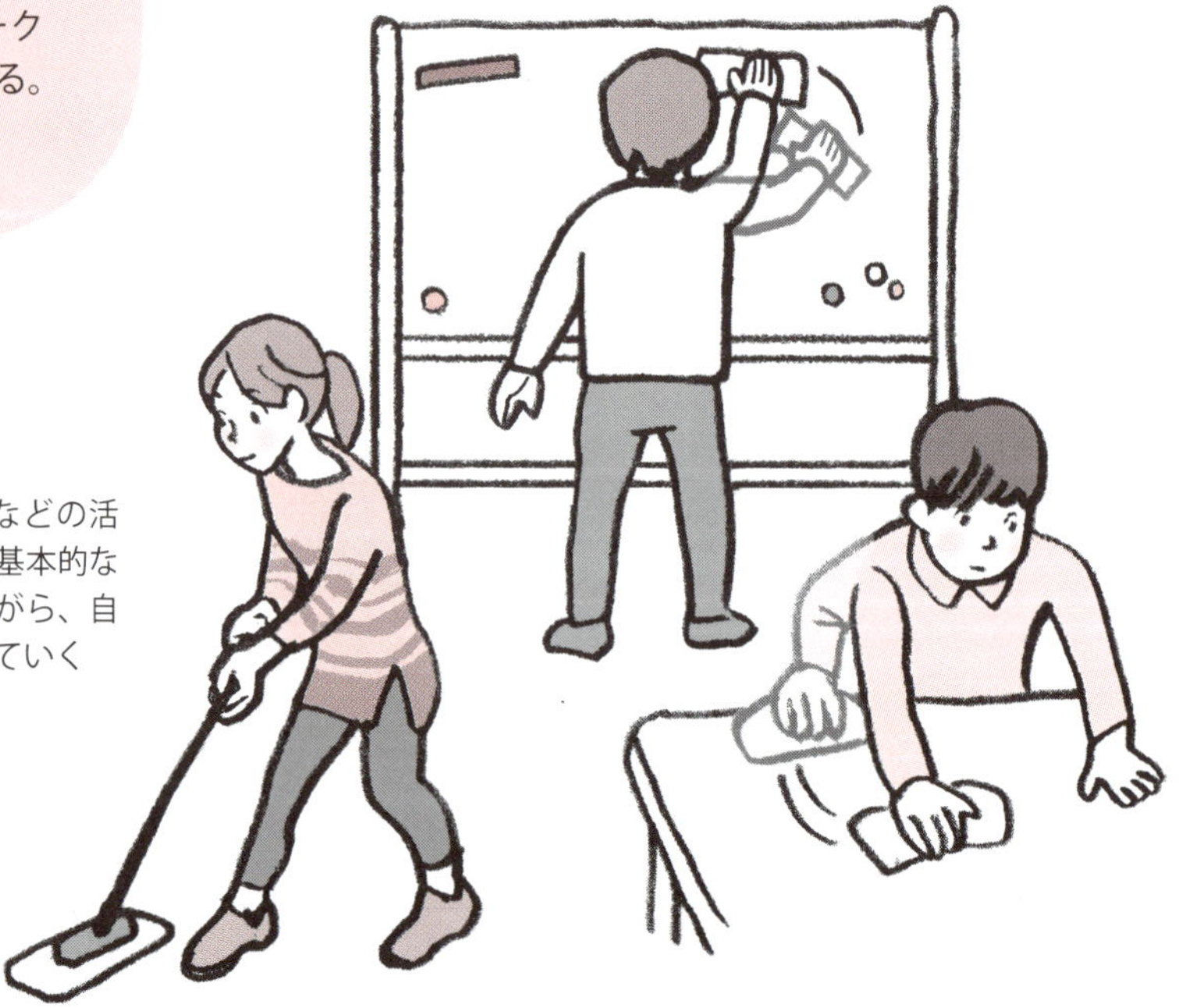

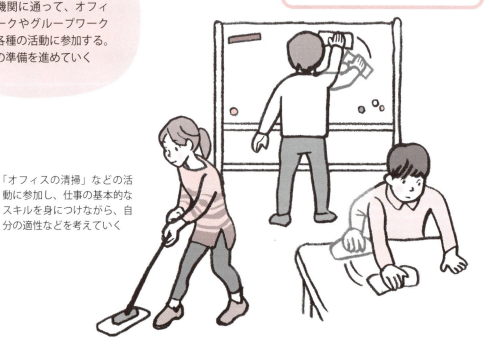

「オフィスの清掃」などの活動に参加し、仕事の基本的なスキルを身につけながら、自分の適性などを考えていく

個別作業ではパソコン作業や事務作業、資格取得のための学習などをおこなう

	月	火	水	木	金
午前	個別作業	個別作業・ライフスキル講座	個別作業	個別作業	個別作業
午後	個別作業・メンタルヘルス講座	個別作業・グループワーク	個別作業・グループワーク	個別作業・リラクゼーション講座	個別作業・趣味講座

グループワークでは伝票作成や清掃作業、対人技能の練習などをおこなう

支援機関の活動の例。就労移行支援を利用する場合の1週間のスケジュール

どんな効果？

職業適性や課題がわかる

各種の活動には、仕事のスキルを身につける練習という側面もありますが、それ以上に、本人と支援者が適性や課題を確認できるという点が重要です。本人は自分の得手不得手を実感でき、支援者は本人の特徴やニーズを理解できます。

活動を通じて課題がみえる

各種の活動に参加していると、本人にも支援者にも、無理なくできること、努力しても難しいことなどが具体的にわかってくる

↓

就労支援の見通しが立つ

活動を通じて課題が把握できたら、そのことをまた本人と支援者で相談する。その後の仕事選びや就職活動の見通しを立てていく

支援者からひとこと

できる範囲ではじめましょう

就労支援を受ける場合、たとえば就労移行支援の利用を申請すれば、支援機関に週五日間通って、午前から午後まで各種の活動に参加することができます。

しかし、体調や状態が優れないという人もいます。その場合には準備が整ってから参加したり、週に一～二回程度からはじめてみたりすることもできます。

就職活動の支援

実習を通じて、現場でも適性をチェックする

なにをする？

短期間の実習にとりくむ

相談や活動を続けていると、支援者から職場実習への参加を提案される場合があります。就職先の候補となる企業などで、仕事を経験できるチャンスです。ぜひ参加しましょう。

実習の例

- 小売店など店舗でのバックヤード作業
- オフィスでのデータ入力や発送作業など
- 各種施設での清掃業務や補助業務など

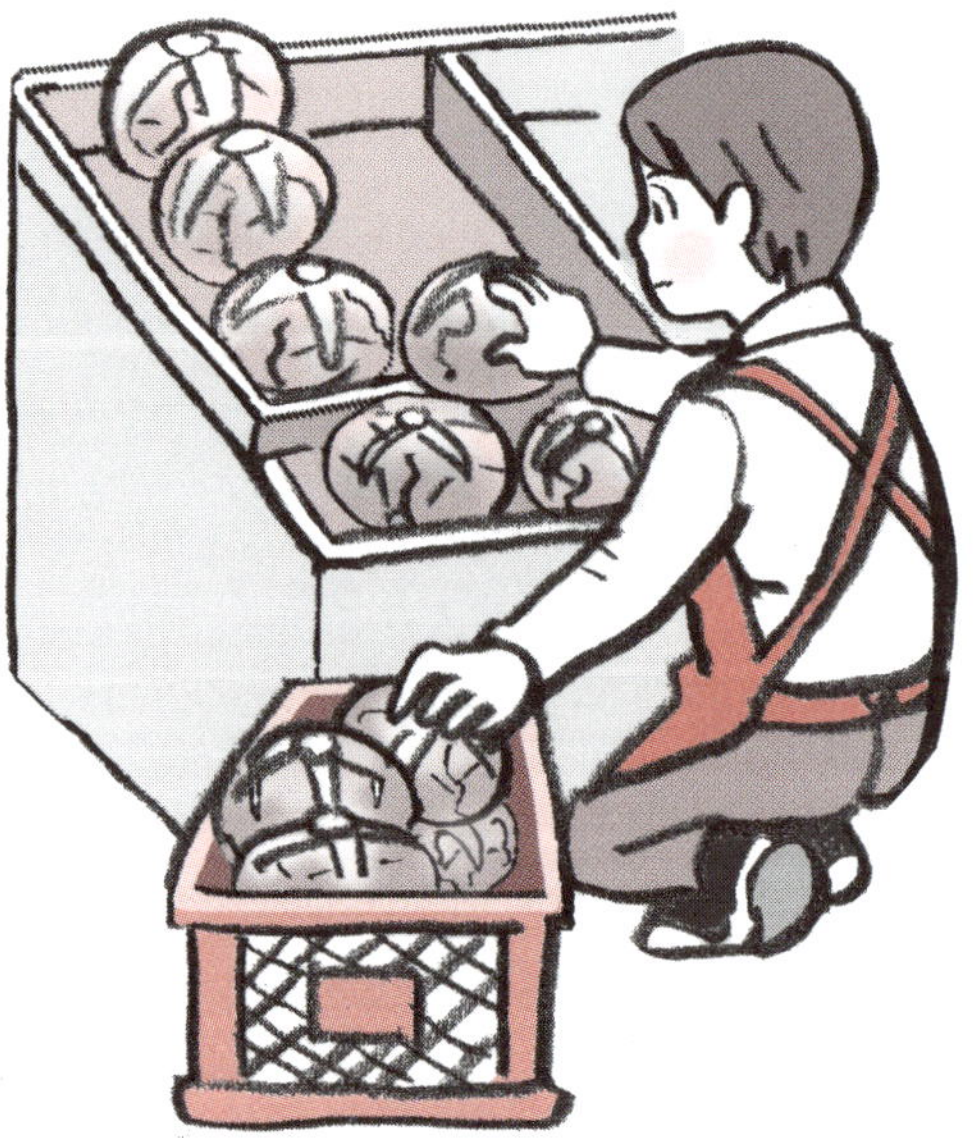

小売店で品出しや在庫管理などの実習に参加。それぞれの作業をどの程度こなせるか、実際のところがわかる

実習をする

支援機関の紹介で、短期間の職場実習をする。支援機関内でのオフィスワークと違って、実際に現場で仕事をするため、より実践的な経験を積める

	課題	目標
ハードスキル	・細かいところも仕上げる ・手順を守って作業する	・事業所内で練習する ・マニュアルを使って改善
ソフトスキル	・休憩が終わったら作業に戻る ・言い訳をしないで修正する	・スマホのアラームで切り替える ・適切な答え方を習得する

課題の例。実習前に本人と支援者で課題を整理し、目標を考えてリスト化したもの

	課題	対応・結果	評価		
			3/1	3/2	3/3
ハードスキル	・細かいところも仕上げる	・練習をしても限界があり、細かい作業は厳しかった	△	△	△
	・手順を守って作業する	・マニュアルを使い慣れてきたら、改善した	△	○	○
ソフトスキル	・休憩が終わったら作業に戻る	・アラームだけでは切り替えられないときも。声かけも必要	△	△	△
	・言い訳をしないで修正する	・答え方をマニュアル化したら言い訳が減った	△	○	○

実習先での評価の例。毎日評価し、目標を達成できたことや想定通りにいかなかったことを結果としてまとめたもの

どんな効果？

現場でまた課題がみえてくる

相談や活動を通じて、本人の課題はある程度わかってきます。しかし、現場に出て実習をしてみると、また違ったことがみえてきます。そこでまた、本人の特徴への理解が深まります。

想定通りになることもある

相談や活動を通じて課題を把握し、対策を考えておくと、それが実習の場でうまくいくこともある

想定外のことも出てくる

課題を把握し、対策をとっていても、想定した通りにいかない場合もある。より適切な対策を考えていく

結果をもとに相談する

実習でわかったことをふまえて、本人と支援者でまた相談する。その過程で、本人のスキルが整っていく

就職活動の支援

特性に合った適職を、具体的に探す

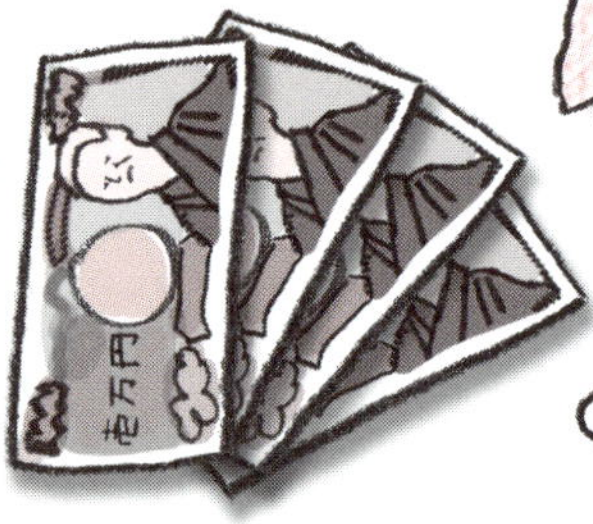

実際の業務や収入の目安、職場環境の違い、対人折衝の多さなど、多くの情報を集めて、仕事へのイメージをふくらませていく

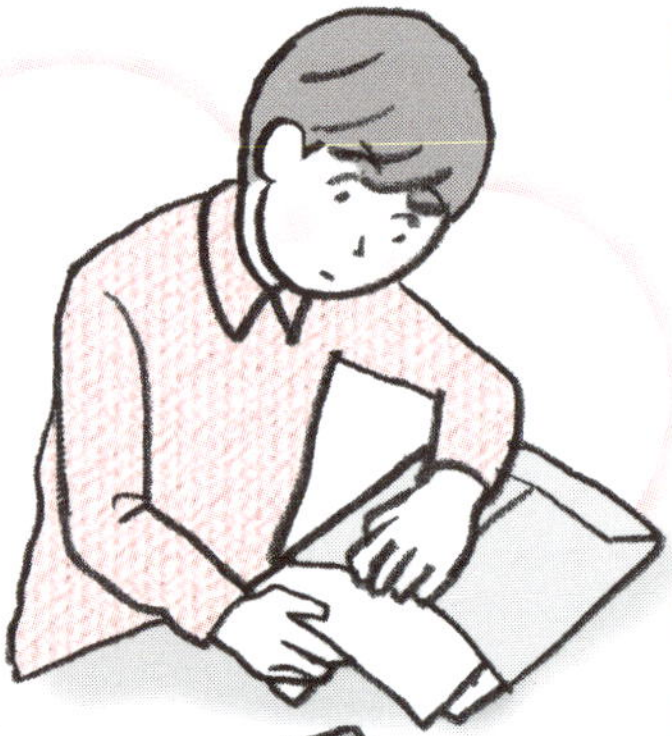

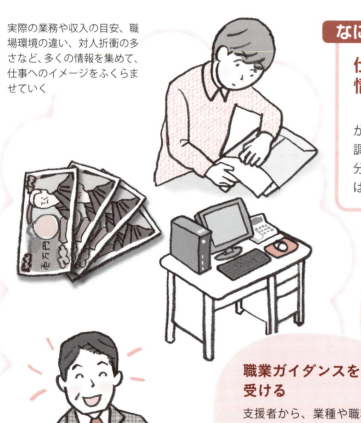

なにをする？

仕事に関する情報を集める

活動や実習で自己理解を深めながら、業種や職種、企業のことを調べましょう。視野が広がり、自分の適職がみえてきます。（効果は 49 ～ 51 ページ参照）

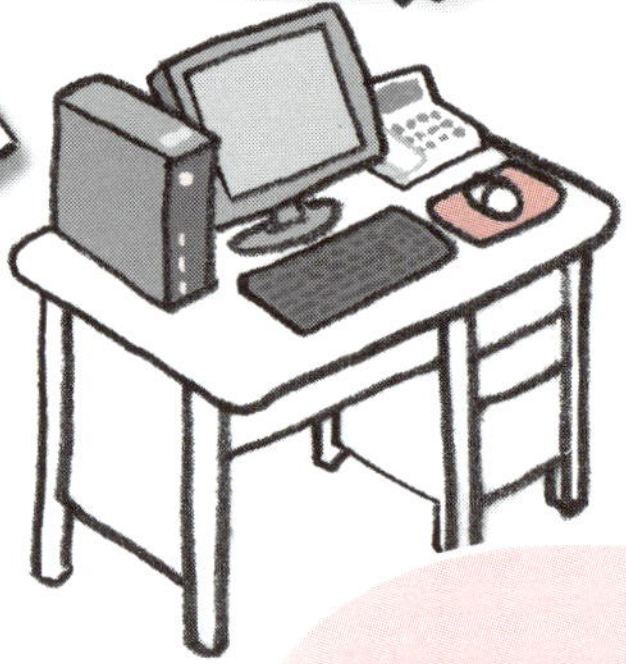

業種などの資料をみる

厚生労働省の「職業分類」などの資料を使って、社会にさまざまな仕事があることを具体的に知っておく

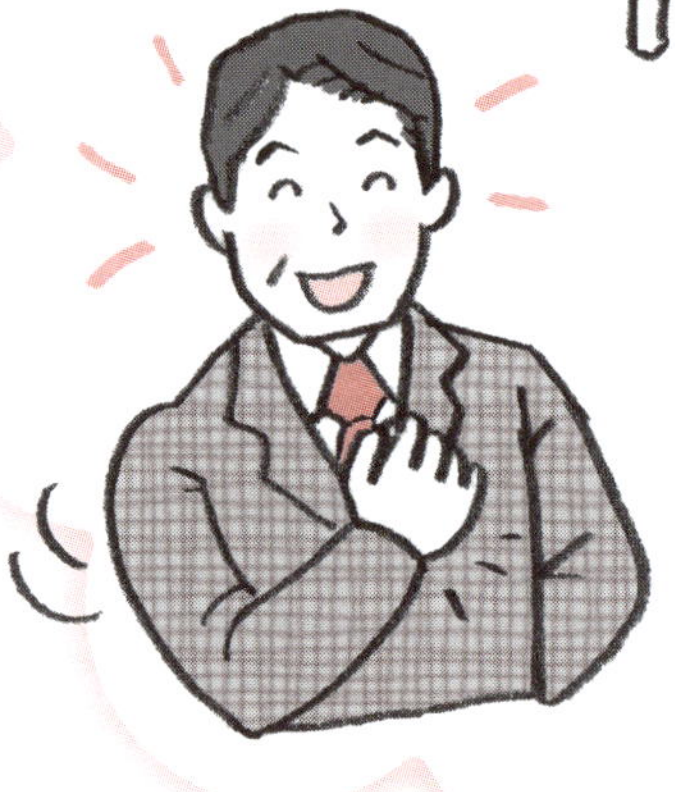

職業ガイダンスを受ける

支援者から、業種や職種についてのガイダンス（説明）を受ける。また、具体的な求人情報をみせてもらう

視野が広がって、いくつかの仕事のなかから、自分に合いそうなところを探せるようになっていく

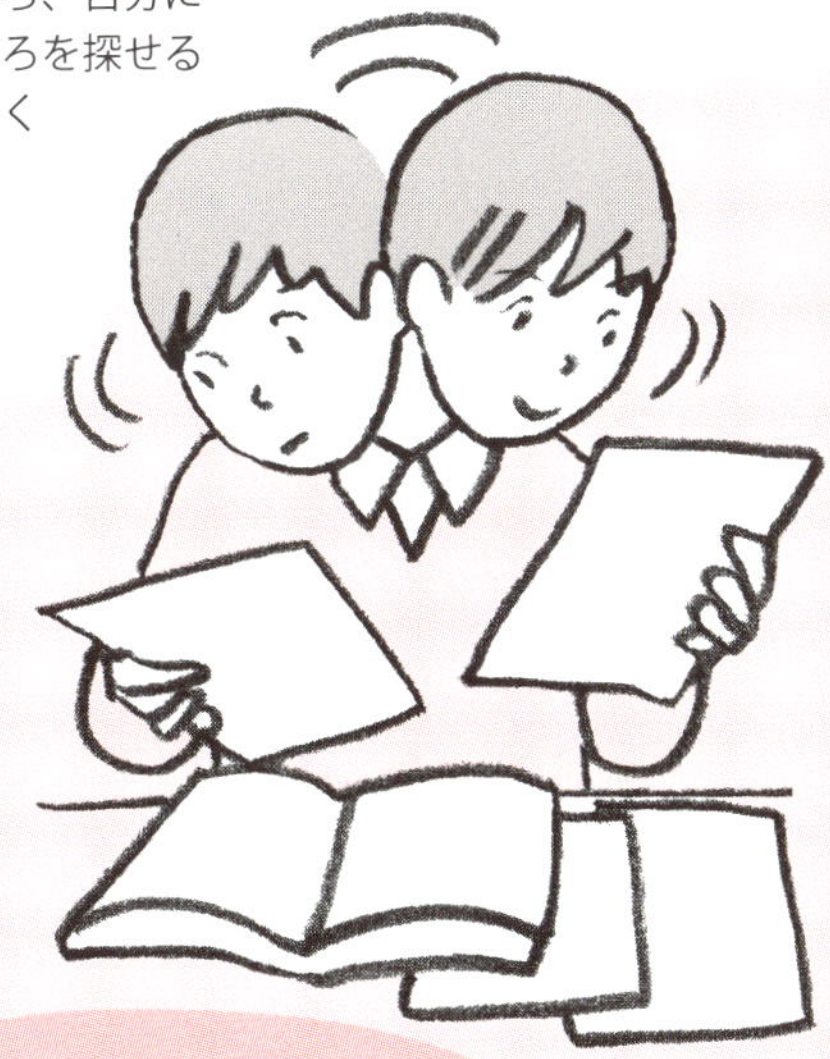

どんな効果？

仕事に対する視野が広がる

資料やガイダンス、求人情報などを参考にすることで、社会には多くの仕事があるのだと実感できます。仕事に対する視野が広がり、働きたい企業や働けそうな企業を、具体的にイメージできるようになっていきます。

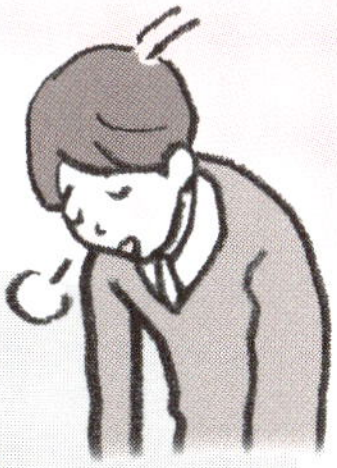

仕事へのイメージが弱い

就労に悩んでいる人は、自信を失っていて「やりたい仕事」や「できる仕事」が思い浮かばないという場合がある

仕事の選択肢が広がる

多様な業種や職種、企業を知ることで、選択肢が広がる。本人が「自分にもできそうな仕事がある」と感じられるようになる

とくにASDの人の場合、自分の見聞きしたことのない業種や職種へと想像を広げることが苦手。支援者に選択肢を提示してもらうことがたすけになる。

支援者からひとこと

「障害者雇用」という選択肢もみえてきます

支援者は多くの場合、就労相談や職業ガイダンスなどの際、本人に障害者雇用（五二ページ参照）のことを説明します。障害者雇用であれば、障害への理解や配慮を得やすくなり、適職につける可能性が高くなります。

業種や職種、企業を調べて適職を考える際、障害者雇用は有力な選択肢のひとつとなります。障害者雇用をおこなっている企業のことも調べてみましょう。

どんな効果？

特性に合う仕事がみえてくる

さまざまな職種や業種への見聞を広げていくと、自分の特性に合いそうな仕事がみえてきます。その参考例として、ASD、ADHD、SLDに合う仕事を紹介します。ただし、あくまでも目安です。実際の相性は、相談や実習などを通じて確認してください。

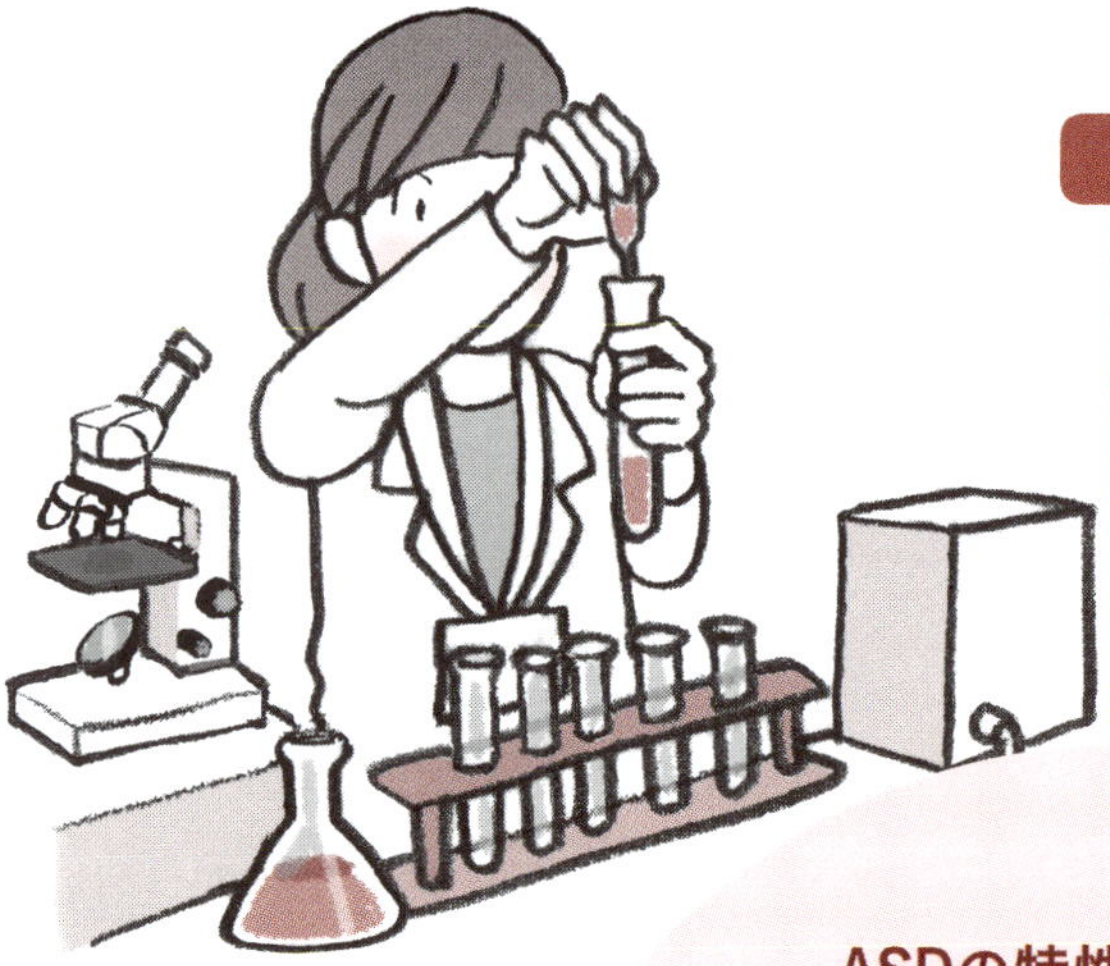

化学などの専門知識をいかして、少人数の研究チームで働ける職場があれば、ASDの人にとっては適職となる可能性がある

ASDの特性に合う仕事

ASDの特性は「対人関係の困難」と「こだわり」です。動物学者で発達障害当事者のテンプル・グランディン氏は、人との交渉が少なく、知識や技術の専門性をいかせる仕事が向いていると語っています。彼女は例として、以下のような仕事をあげています。

- プログラマーや各種の研究員
（数学や規則的なものごとの理解が得意な場合）
- 経理関係や製品などの管理の仕事
（文字や数字の理解が得意な場合）
- 建築関係やデザイン関係
（視覚的な情報の理解や処理が得意な場合）

ADHDの特性に合う仕事

ADHDの特性は「不注意」「多動性」「衝動性」です。ミスはありますが、積極的に動けるタイプなので、行動力や発想力が高く評価され、事務的なサポートを受けやすい仕事が向いています。

- 営業職や企画職
（事務的なサポートが得られる職場で）
- クリエイティブ系

SLDの特性に合う仕事

SLDの特性は「読み・書き・計算が苦手」ということです。それらの特性が影響しにくい仕事を選ぶことができれば、SLDの人は就労が継続しやすくなります。

- 体を動かすことを中心とする仕事
- 会話中心でこなせるタイプの販売業や接客業

ジョブマッチングの参考になる「就労支援の成功例」

発達障害の人が就労支援を受けて適職を考え、無事に仕事についた例を、いくつか紹介します。

ASDの男性。事務職で作業はできるが職場の各部署との折衝が苦手だったので、少人数の職場に転職。対人関係が得意ではないことも理解してもらい、無事に働けるように

ASD・ADHD併存の女性。販売業だったが口頭の指示をメモするのが苦手で、通常の雇用では限界があった。障害者雇用で事務職になり、視覚的に指示を出してもらうようにして安定

ADHDの男性。経理の仕事をしていたが、作業のスピードを求められる時期には混乱してミスが多発。同様の業務でノルマが軽めの企業へ、障害者雇用で転職した

ASDの男性。過去の就職先では電話や人の話し声が苦手で業務に支障が出ていた。支援を受け、就職活動で聴覚への配慮を相談。障害者雇用で電話対応のない業務に

どんな効果？

成功事例を参考にできる

職種や業種に関する情報として、過去の支援の成功事例を聞ける場合もあります。もちろん個人差はありますが、発達障害のある人が選んだ仕事や働き方を参考にするのも、ひとつの方法です。

過去の成功例を知る

支援者から、発達障害の人が就労した例を聞く。実際に成功した業種や職種を知ることができる

仕事選びの参考になる

過去の例が自分にも当てはまるとはかぎらないが、仕事選びの参考にはなる。また、成功例を知ることで希望がもてる

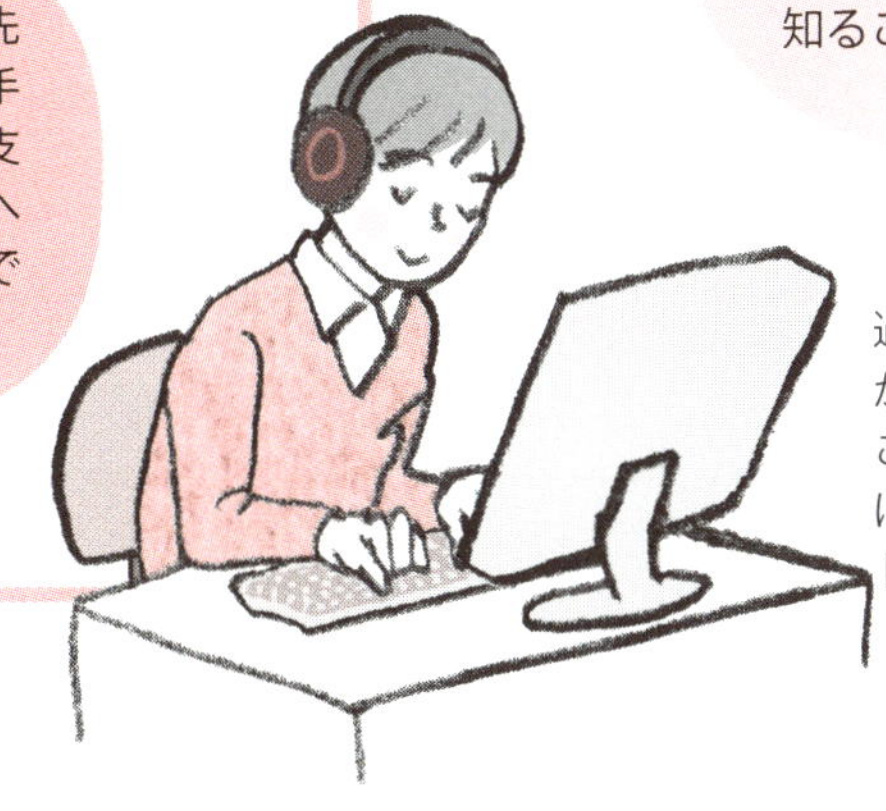

過去の成功例から「電話対応が不要な企業」もあるということを知り、そのような企業にしぼって就職活動をスタート。無事に就職できた

就職活動の支援

「障害者雇用」を選択肢として検討する

なにをする？

障害者雇用を選択肢に

発達障害の人は障害者手帳を取得することで、障害者雇用の求人募集に応募できます。障害者雇用は一般企業などに就労でき、障害への理解も得やすい働き方です。障害者雇用を選択肢のひとつとして、就職活動を進めましょう。

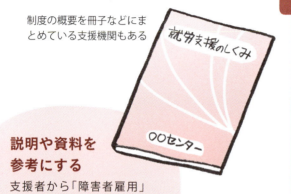

制度の概要を冊子などにまとめている支援機関もある

説明や資料を参考にする

支援者から「障害者雇用」や「特例子会社」のしくみを聞き、就職活動のひとつの選択肢として参考にする

障害者雇用とは

事業主が、精神障害者保健福祉手帳などの障害者手帳を取得している人を雇用すること。雇用される側にとっては、通常の雇用と比べて、業務や職場環境の調整の相談がしやすくなる。発達障害の人の就職活動では、主要な選択肢のひとつとなる。

特例子会社とは

一般企業が特例的に設立する子会社。障害者雇用促進法で定められている。特例子会社が雇用した障害者の人数は、親会社を含むグループ企業全体の雇用数として算定できる。特例子会社は日本全国に600近くあり、そのおよそ4分の1が東京都内にある。

※特例子会社の数は2023年6月現在の情報

一般企業の社内で障害者雇用される場合と、特例子会社で障害者雇用される場合では、職場環境は多少異なる

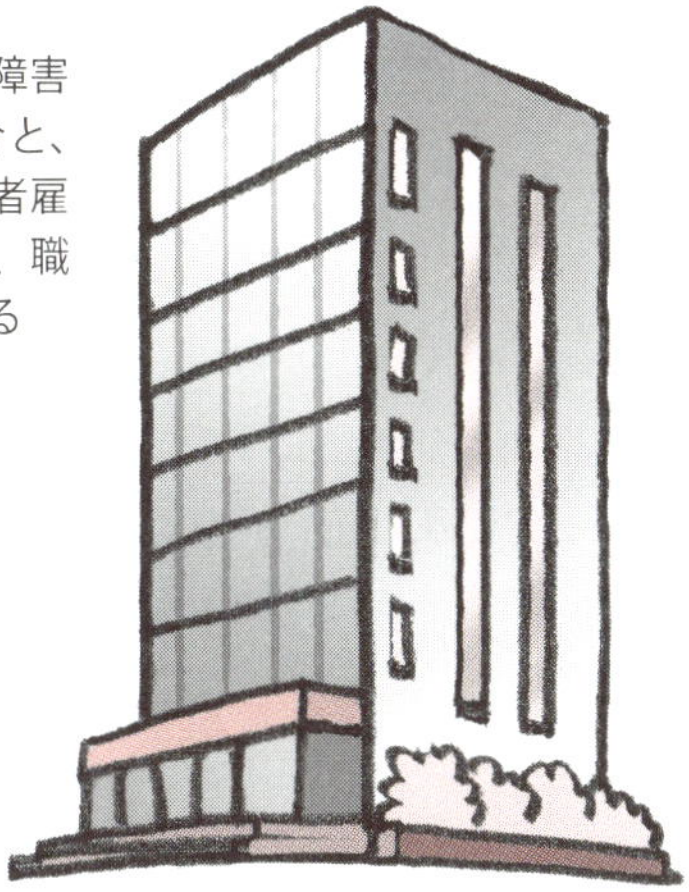

どんな効果？

適職がみつかりやすい

障害者雇用を選択肢に入れることで、自分に合った仕事や職場をみつけやすくなります。発達障害の人の場合、通常の雇用よりも、障害者雇用のほうが就職成功の見込みは高くなるでしょう。

一般企業など		特例子会社
通常の雇用 一般の企業や役所などに、一般の従業員として雇用される。発達障害を開示しなくてもよいが、その場合には理解や支援を得にくい	**障害者雇用** 一般の企業や役所などに、障害者雇用の枠組みで雇われる。障害にくわしくない同僚がいる場合もあるが、障害をあらかじめ開示しているため、理解や支援を得やすい	**障害者雇用** 特例子会社は障害がある人を多く雇用している場合が多い。そのため、従業員は基本的には障害に理解があり、支援のノウハウももっている

障害者雇用率と納付金制度

厚生労働省は、すべての事業主に一定数の障害者を雇用するよう義務付けています。その割合は、以前は民間企業で二％（従業員五〇人あたりひとり）でしたが、二〇一八年四月から民間企業で二・二％となりました。

規定の障害者雇用率を達成できなかった事業主（従業員一〇〇人以上の場合）は、国に納付金を収めることになっています。

障害者雇用率

- 民間企業　2.5%
- 国や地方公共団体など　2.8%
- 都道府県などの教育委員会　2.7%

▼

納付金制度

- 雇用の不足１人あたり月額 50,000 円
- 雇用率を達成した事業主には、一定の調整金や報奨金が支給される

就職活動の支援

助言を受けながら エントリーし、試験や面接へ

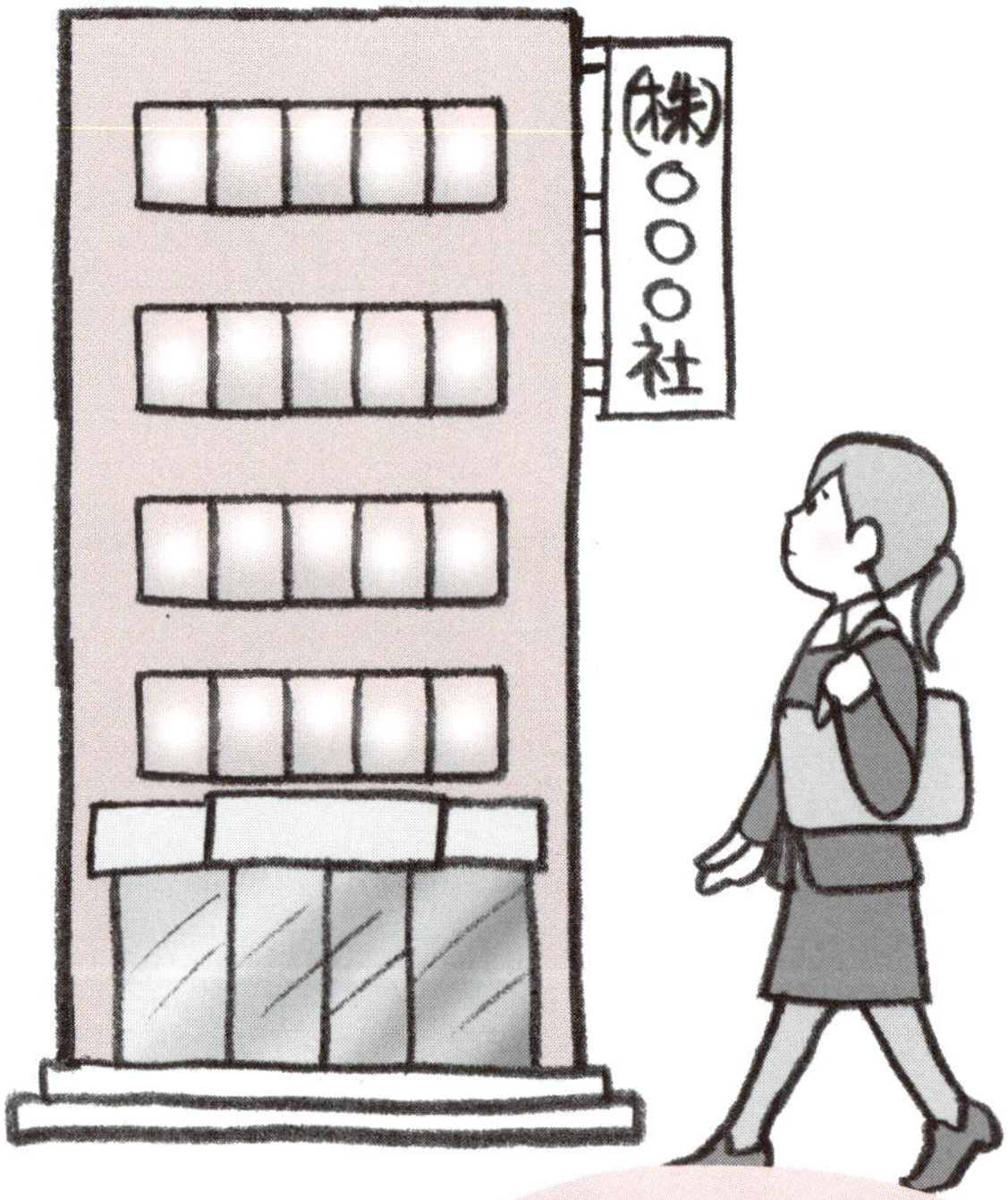

支援機関で面接の対策などにとりくみ、支援者の助言を得てから、応募先の企業へ

なにをする？

目標をしぼって就職活動をする

特性や課題が理解でき、自分に合う仕事や働き方を考えられるようになってきたら、職種などの目標をしぼって就職活動をはじめます。就活も、支援者に相談し、助言を得ながら進めていきます。

支援者の助言を受ける

適職や障害者雇用の利用などについて、支援者に相談し、助言を受けながらじっくり考えていく

目標をしぼって就活を

考えがまとまってきたら就活をはじめる。企業選びやエントリーシート作成、筆記試験、面接試験などについて、支援者の助言を得る

エントリーシートに具体的に記入してみて、その内容を支援者に添削してもらう

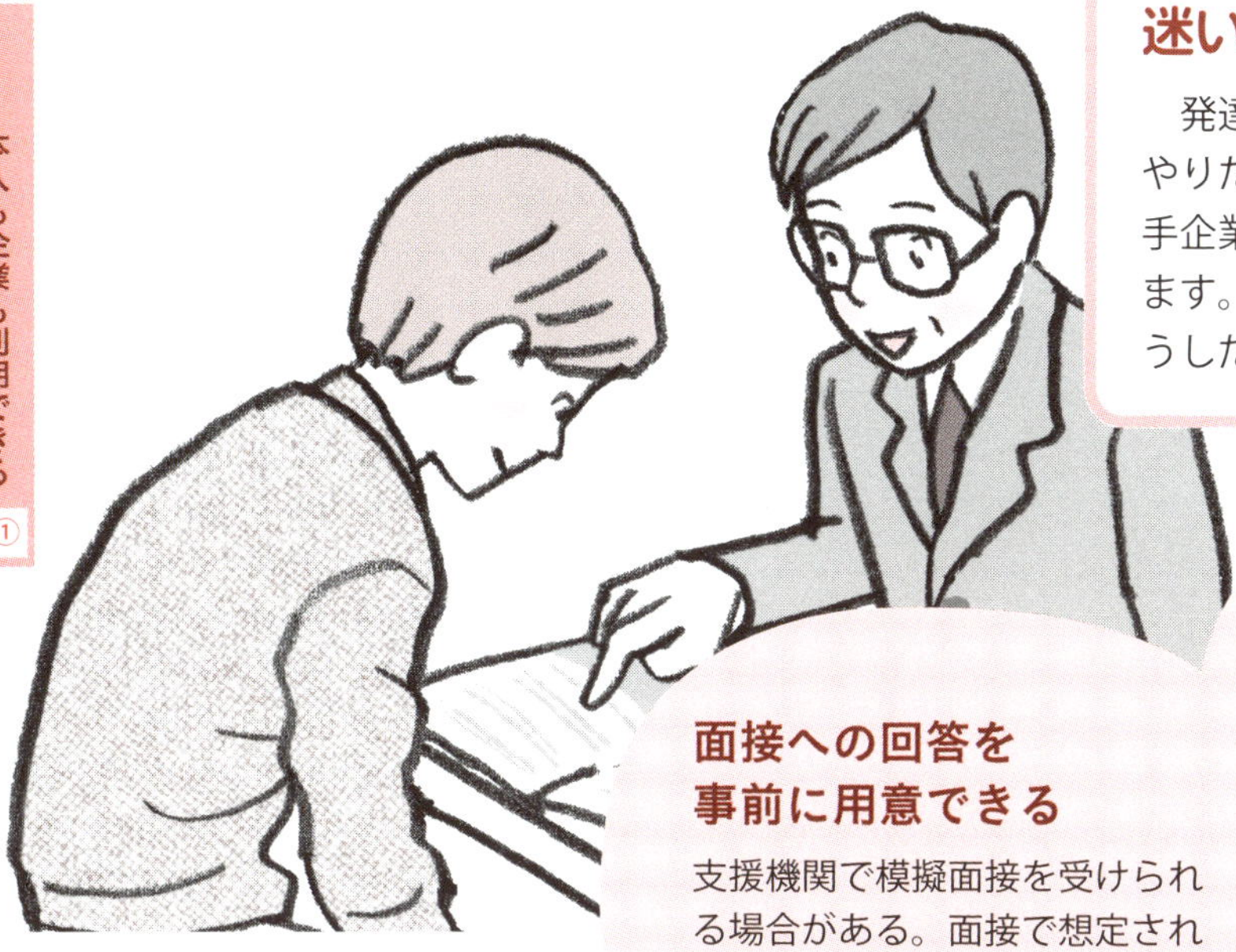

どんな効果？

考えが整理でき、迷いが減る

　発達障害の人は就職活動で「営業はやりたくない」などと本音を話し、相手企業に敬遠されてしまうことがあります。支援者の助言を得ることで、そうした問題を未然に防げます。

志望動機などを適切に表現できる

支援者に、志望動機や希望職種、自己 PRなどを事前に伝え、助言を得ておけば、不適切な発言をして、失敗してしまうことが減る

面接への回答を事前に用意できる

支援機関で模擬面接を受けられる場合がある。面接で想定される質問を事前に確認し、回答を用意しておくことができる

Cさん（39ページ参照）は工場などでの実習後に就職活動をして、就職に成功

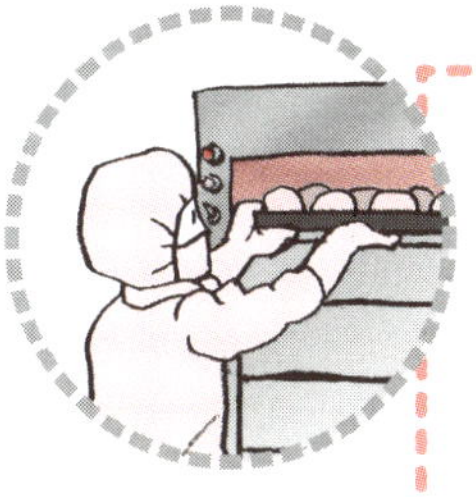

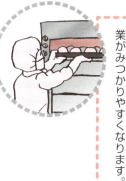

支援者からひとこと

就活前の実習が重要です

　本人が、大企業や好きな企業への就職を強く希望していて、就職活動で視野が広がりにくいというケースがあります。自閉スペクトラム症の人に、しばしばみられるケースです。

　そのような場合には、早めに職場実習を体験してもらうことが有効です。実習で得意なこと・苦手なことを実感できれば、「自分がやっていけそうな企業」や、その企業に対する自己PRを具体的に考えられるようになります。

　たとえば就労移行支援は全体で二年間の支援ですが、最初の半年程度で実習と振り返りをしておくと、残りの期間で実践的な就活をすることができ、本人に合った企業がみつかりやすくなります。

Q&A 本人は発達障害を企業に伝えたほうがいい？

Q 企業に障害を伝えたほうがいい？

A 伝えたほうがいい

発達障害があり、就労支援を受けて就職をめざしているという人は、今後働く企業には、障害やその特性のことを基本的には伝えたほうがよいでしょう。

就労支援を必要とする人は、就職の難しさや、就職したあとの働きづらさなど、働くことへの困難を感じている人です。

困難の背景には発達障害があって、自分の努力や工夫だけでは働きづらさを十分に解消できなかったために、苦しみ、就労支援を必要としているわけです。

そのような状況にいる人が、障害やその特性を一切伝えず、理解を求めずに働こうとすれば、また苦しい思いをすることになってしまう可能性があります。

支援を受けやすくなる

できる限り適切に理解してほしいと考えているのなら、障害者雇用を選んで、企業に最初から障害や特性を伝えましょう。

本書の第三章・支援②では職場定着の支援を解説していますが、その多くは、発達障害を職場に伝えて、理解や配慮を求めるという方法です。

通常の雇用でも、上司や同僚など身近な人にそのような相談をすることができますが、障害者雇用のほうが相談もしやすく、支援も受けやすくなります。

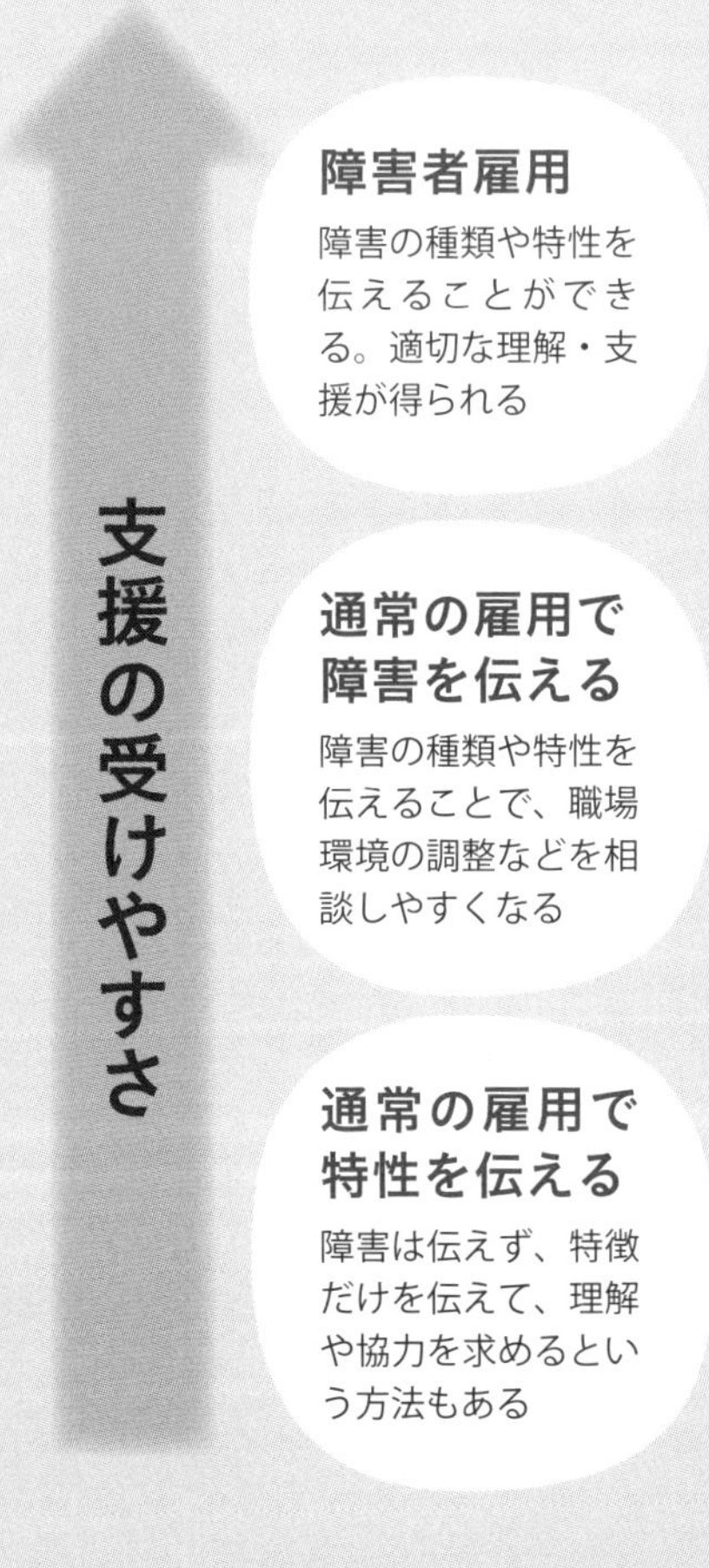

支援の受けやすさ
障害者雇用
障害の種類や特性を伝えることができる。適切な理解・支援が得られる
通常の雇用で障害を伝える
障害の種類や特性を伝えることで、職場環境の調整などを相談しやすくなる
通常の雇用で特性を伝える
障害は伝えず、特徴だけを伝えて、理解や協力を求めるという方法もある

Q 誰が企業に伝えるのがいい？

A 本人と支援者から

企業には本人と支援者から、発達障害やその特性のことを伝えるようにしましょう。

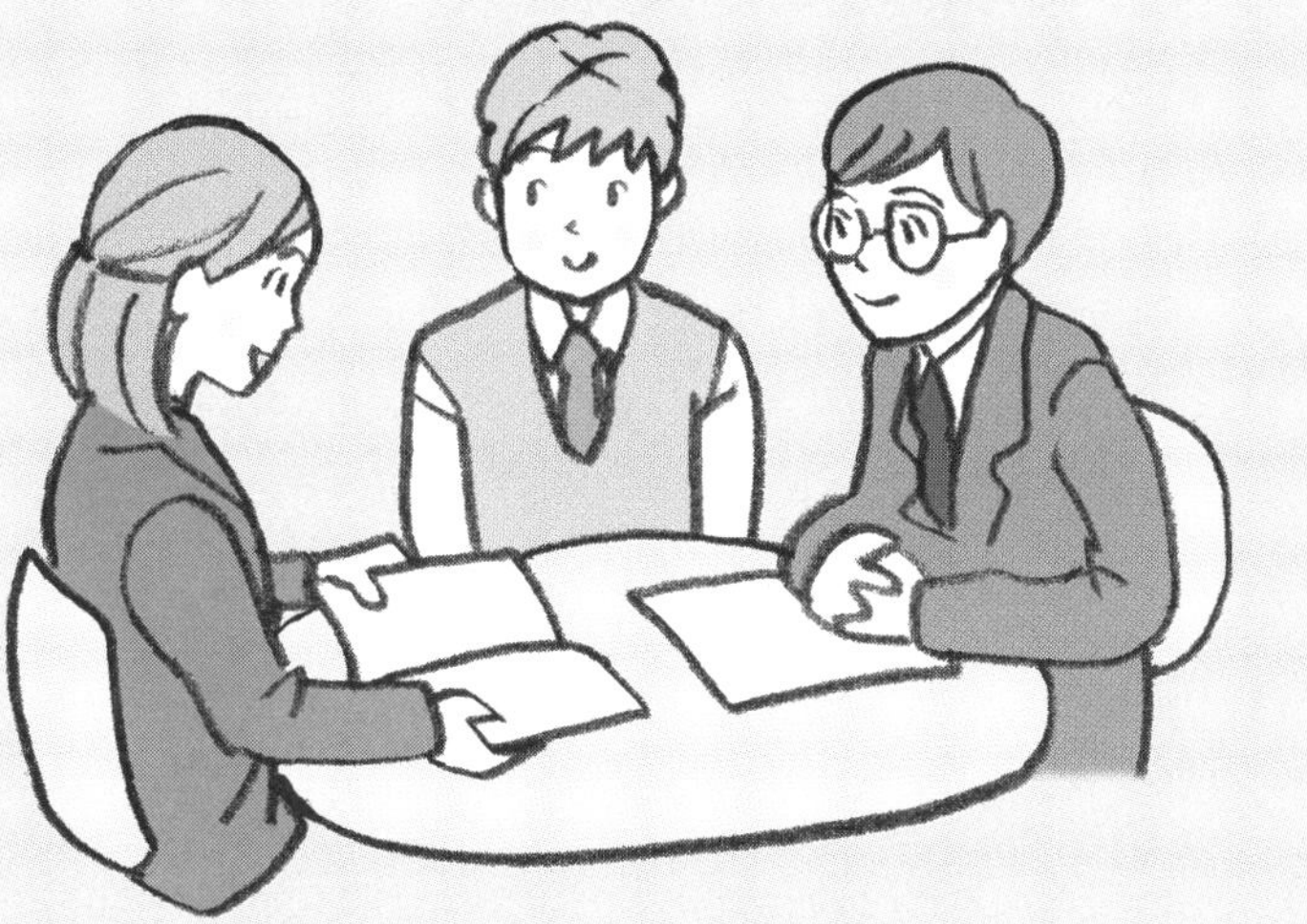

本人自身が自分の意思で説明するが、支援者が話を補い、サポートする

本人は自身の特性を理解し、**支援が必要なことを、自分自身の意思として説明してください。**

情報を整理して口頭で伝えるのは難しい場合もあります。事前に支援者と相談し、内容を書面（六四ページ参照）にまとめておくとよいでしょう。企業には意思を伝えたうえで、用意しておいた書面を渡すようにします。

支援者は本人の話を補ったり、書面のくわしい内容を話したりして、説明をサポートします。

より正確な説明、根拠のある説明という形で、医師から診断書や意見書をもらって企業に提出するという方法もあります。

Q 伝えるとしたらいつがいい？

A 早いほうが望ましい

発達障害や特性を企業に早く伝えれば、早く理解を得られます。伝えるのは、早ければ早いほどよいでしょう。

まずは通常の雇用で就職し、問題が起きたら発達障害のことを相談しようという順番では、対応が後手にまわります。

その段階で特性を説明し、業務内容などについて配慮を得ようとしても、難しい場合もあります。

就労支援の段階で、相談やオフィスワーク、職場実習などを通じて、支援の必要性を確認しておきましょう。

本人が支援の必要性を感じたのであれば、それを企業側に伝える形で就職活動を進めましょう。障害者雇用を選べば、早く正確に伝えることができます。

COLUMN

大学生への就活支援も増えている

卒業後も支援する という大学もある

就労支援機関を利用している発達障害の人の多くは、仕事についてから働きづらさを感じた人という人たち。年齢層としては 20 〜 30 代が中心です。

しかし最近では、発達障害の人が在学中から支援を受けるという例も増えています。大学などが就労支援機関と連携し、障害のある学生に、特別な支援をおこなっているのです。各大学が、相談や実習を早めに実施するなど、就労支援機関と同様のとりくみを展開しています。なかには卒業後の学生を支援しているという大学もあります。

大学生への就活支援の例

在学中

作業の同時進行が苦手で、大学の勉強と就職活動を並行できない学生がいる。明星大学では学生が 2 年次からインターンシップで職場体験をして、就活への準備をはじめられるようにサポート

就活中

大学は各企業の求人募集を案内しているが、障害のある学生に適した職場を十分に紹介できていない場合もある。関西学院大学は外部の社会福祉法人と連携し、双方のネットワークを活用して企業を紹介するなどの支援を実施

卒業後

富山大学では発達障害の学生を入学前から卒業後までサポート。在学中に就職が決まらず卒業した学生からの相談を受け、外部の就労支援機関と連携しながら支援を実施

※支援の例は、梅永雄二編著『発達障害のある人の就労支援』（金子書房）や各大学の資料などより、過去の実績を紹介したもの

支援② 環境調整で「職場定着」をサポート

発達障害の人にとって、
「就職する」ということも大きな課題ですが、
その職場で長く働き続けるということも、
同じように大きな課題です。
職場定着のための支援も活用しましょう。

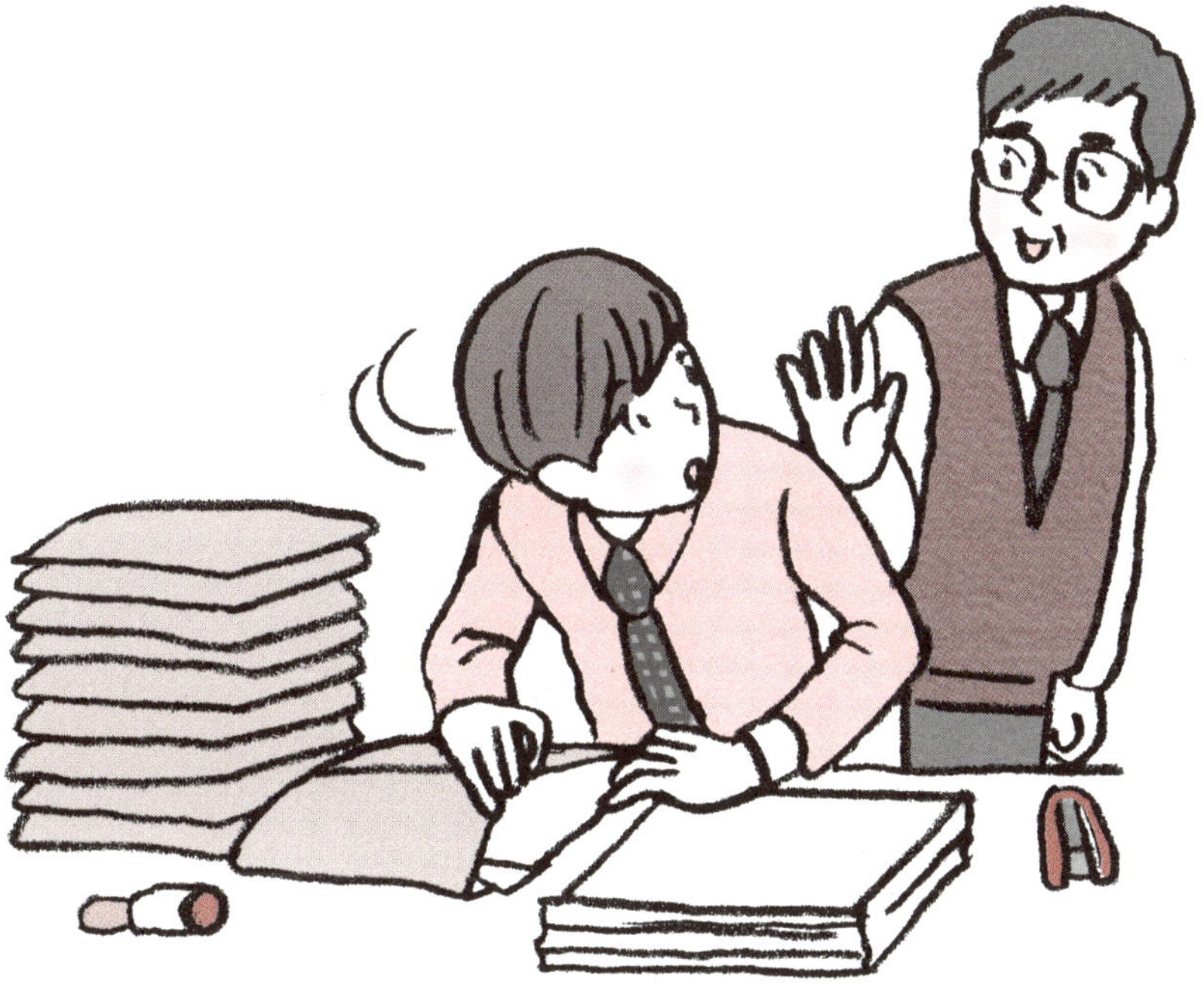

ケース4

転職して配慮を得られるようになったDさん

1

Dさんは現在、20代の男性です。大学在学中に地方公務員試験を受け、卒業後は地元の役所に就職。しかし､事務作業は得意だったものの、窓口業務で利用者とトラブルになることが多く、精神的にまいってしまって退職しました。

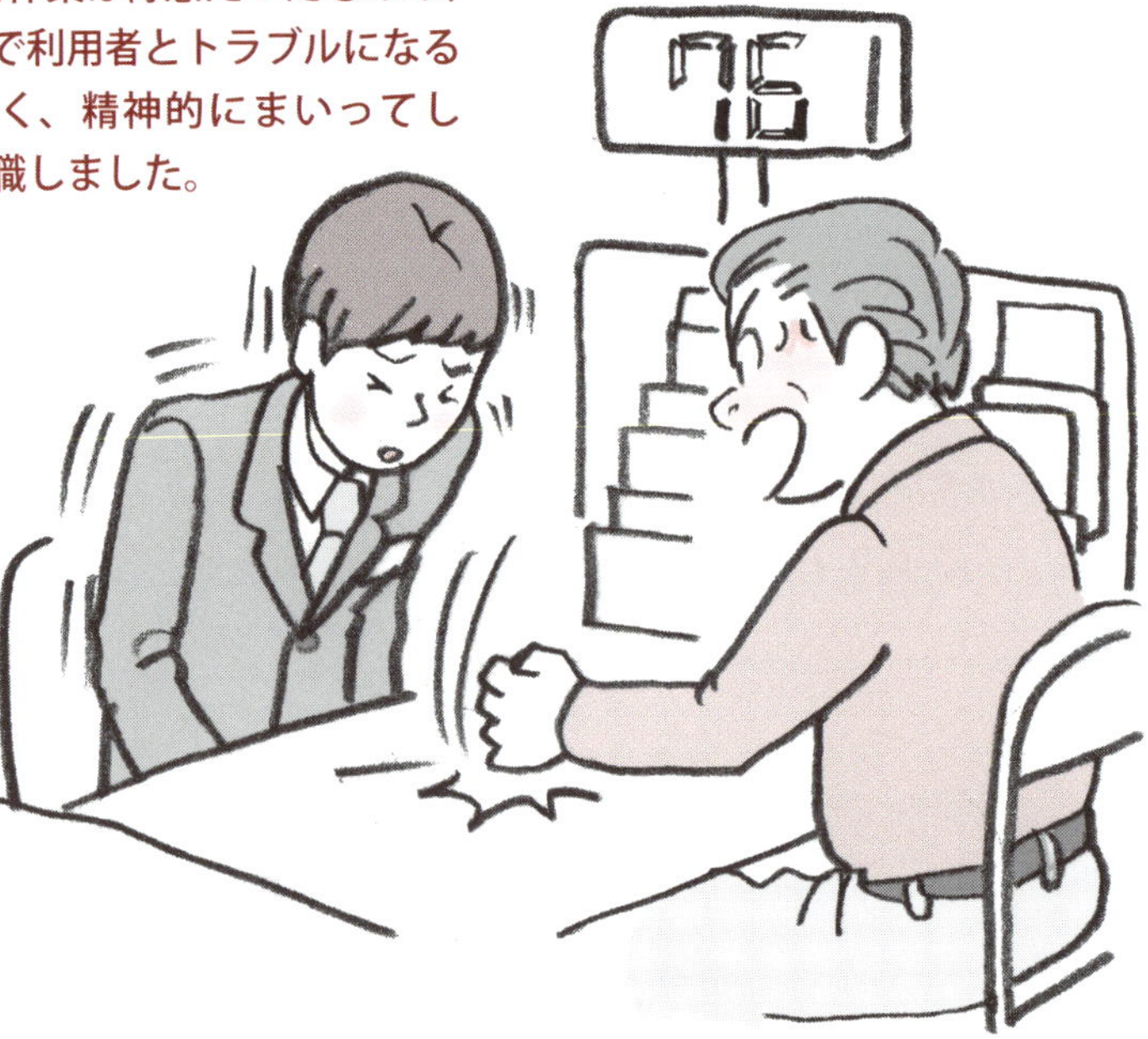

2

その後、医療機関にいろいろと相談するなかで、ASDの特性があって対人関係が苦手だということが判明。医師から就労支援機関を紹介され、支援を受けて転職をめざすことにしました。窓口業務のない仕事を探して､実習に参加しはじめました。

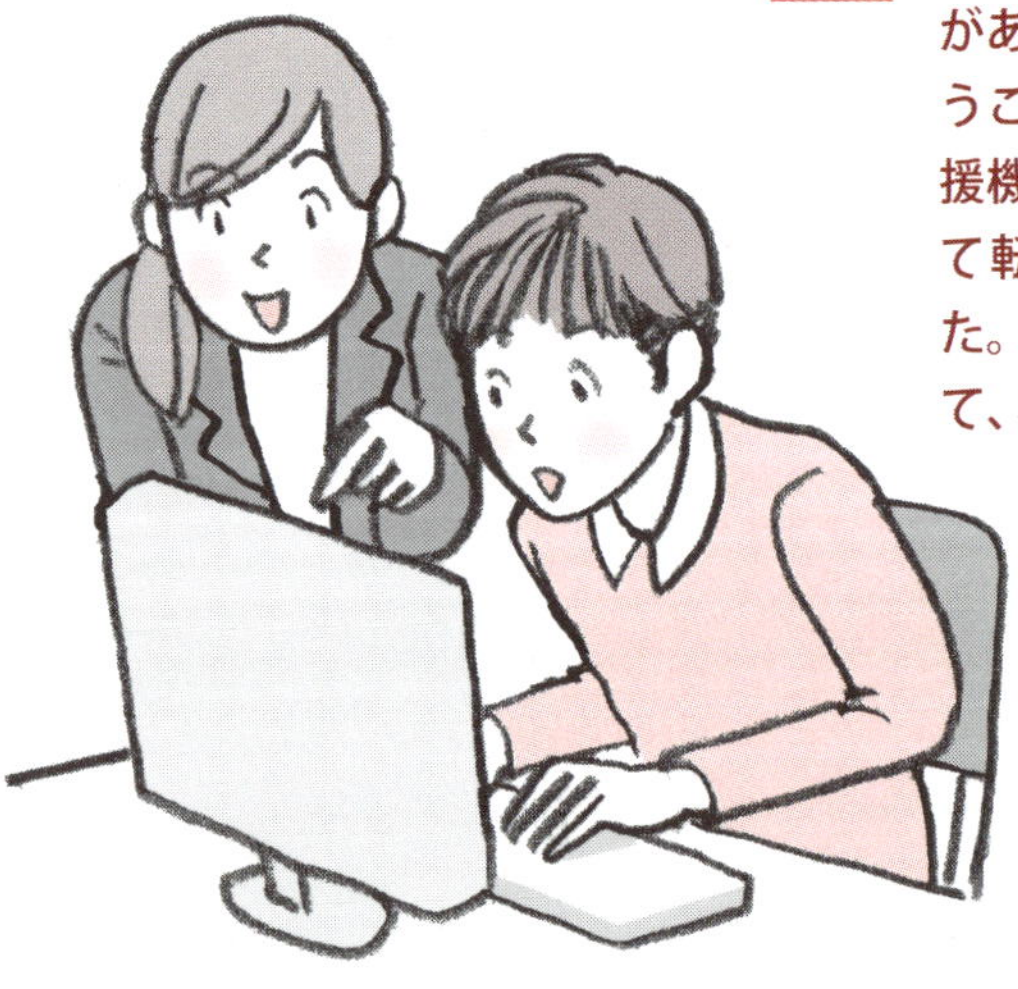

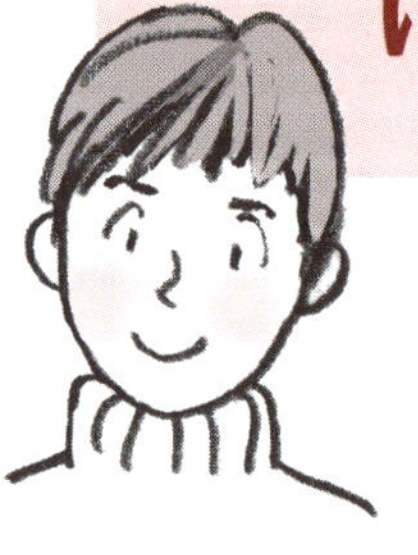

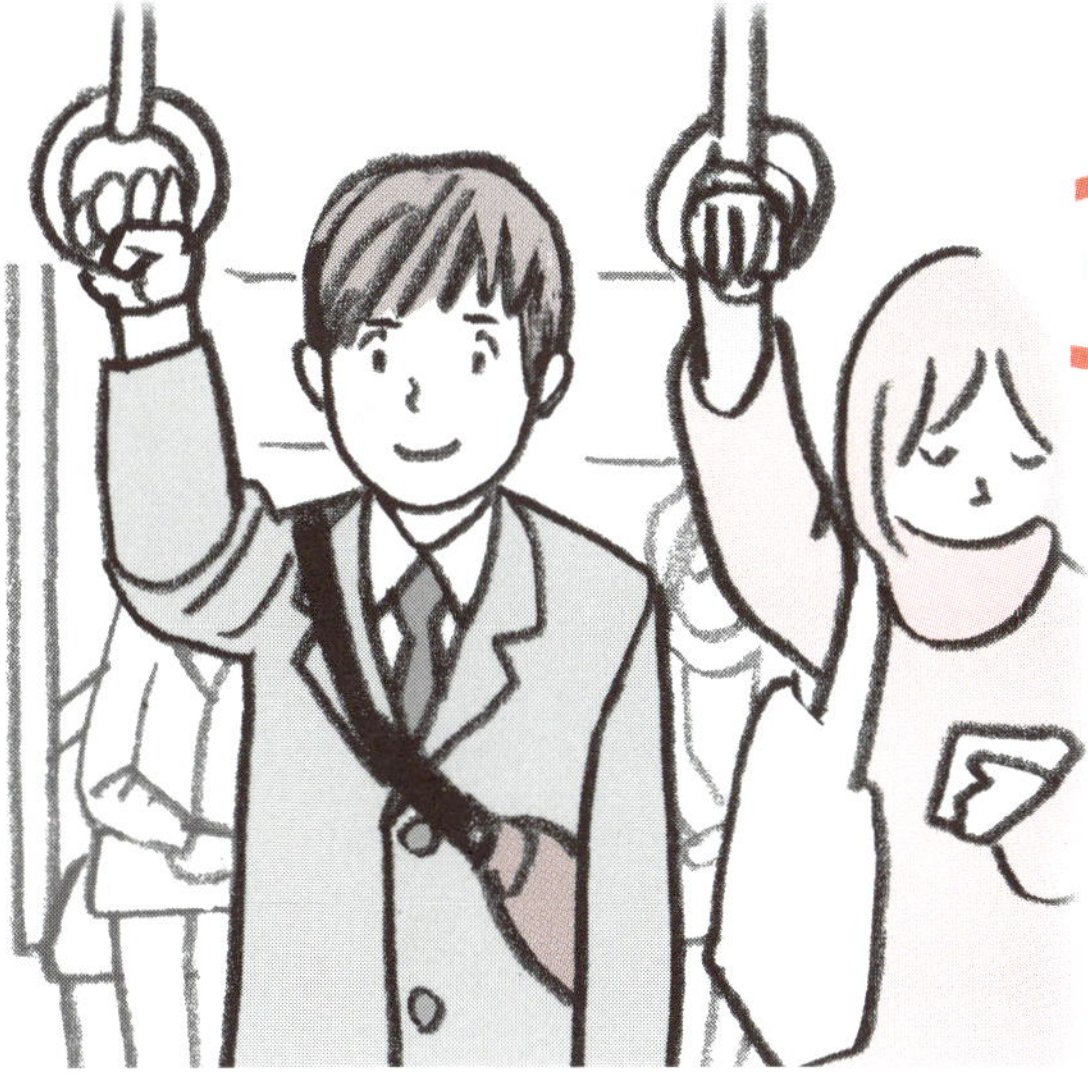

3

Dさんはいくつかの実習をへて、IT企業に事務職として就職。窓口業務が難しいことを理解してもらうため、発達障害を開示して就職活動し、障害者雇用で採用されました。

POINT

職場に発達障害を開示することで、特性への理解と配慮を得やすくなります。力を十分に発揮できるようになり、職場定着の可能性が大きくなります。

（64〜67ページ参照）

4

転職先では、さまざまな配慮を受けることができました。Dさんはパーティションで区切られたデスクで、対人折衝にわずらわされず、集中して働けるようになりました。

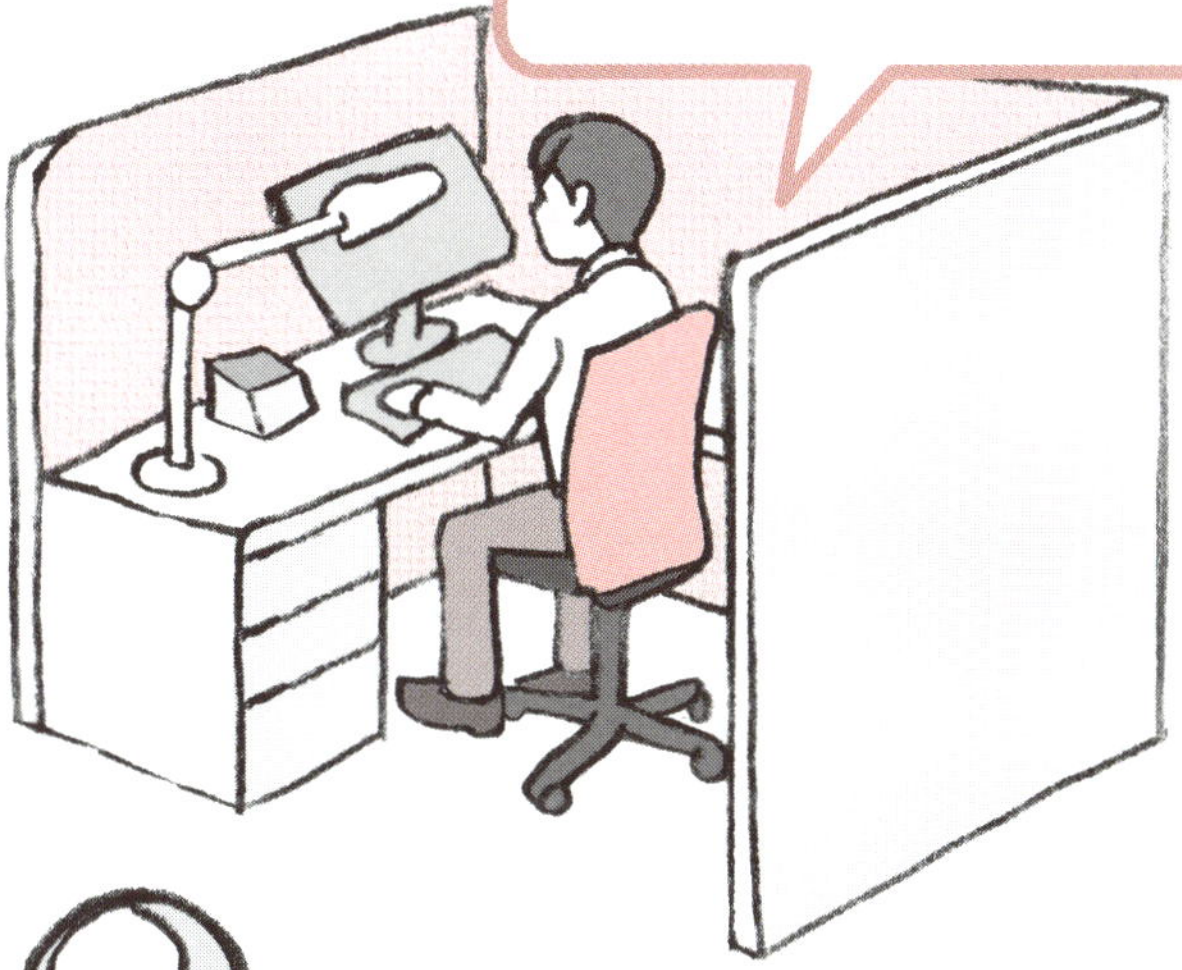

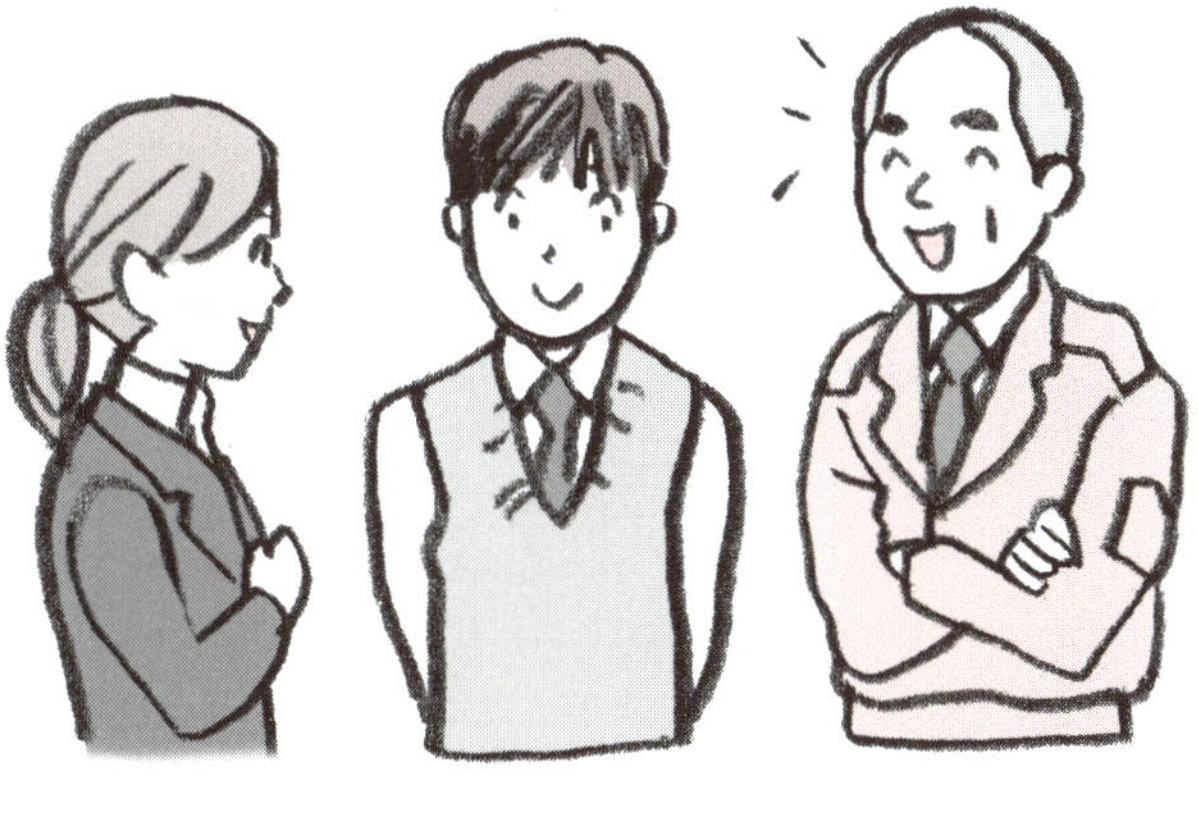

5

Dさんは転職先に無事定着でき、その後は長く働けています。支援者が定期的に企業を訪問していますが、上司や同僚からの評判も上々です。

支援②の基本

本人・企業・支援者で環境調整を相談する

働きやすい環境を全員でつくっていく

就労支援の第一段階は、すでに解説した通り、「就職」の支援です。本人が自分に合った仕事を探して、就職する。それも重要なステップですが、次の第二段階にも重要な支援があります。

第二段階は、就職した職場で長く働いていくための支援。職場定着の支援です。この段階では企業にも積極的に関わってもらい、本人・企業・支援者の三者で協力していきます。本人がもてる力を十分に発揮できるように、働きやすい環境を三者で相談しながら、つくっていくのです。本人と企業の双方にとって適した形を考えていくことが大切です。

環境調整とは

「環境調整」とは、発達障害の人の生活環境を、その人の特性に合わせて調整すること。それによって、生活上の支障が起こりにくくなります。「環境」には、職場のような物理的な環境だけでなく、そこでおこなう仕事の内容や対人関係なども含まれます。

×

本人を変えようとする

仕事や職場に合わせて、本人の働き方を無理に変えようとしても、発達の特性はなくならない。本人も会社も苦しむことになる

本人を変えようとするのではなく、その人に合う仕事を考え、環境を変えようとする

○

環境をみんなで調整する

本人の特性に合わせて、仕事や職場を本人・企業・支援者で、無理のない範囲で調整する。本人は力を発揮でき、企業も過度の負担を受けない

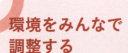

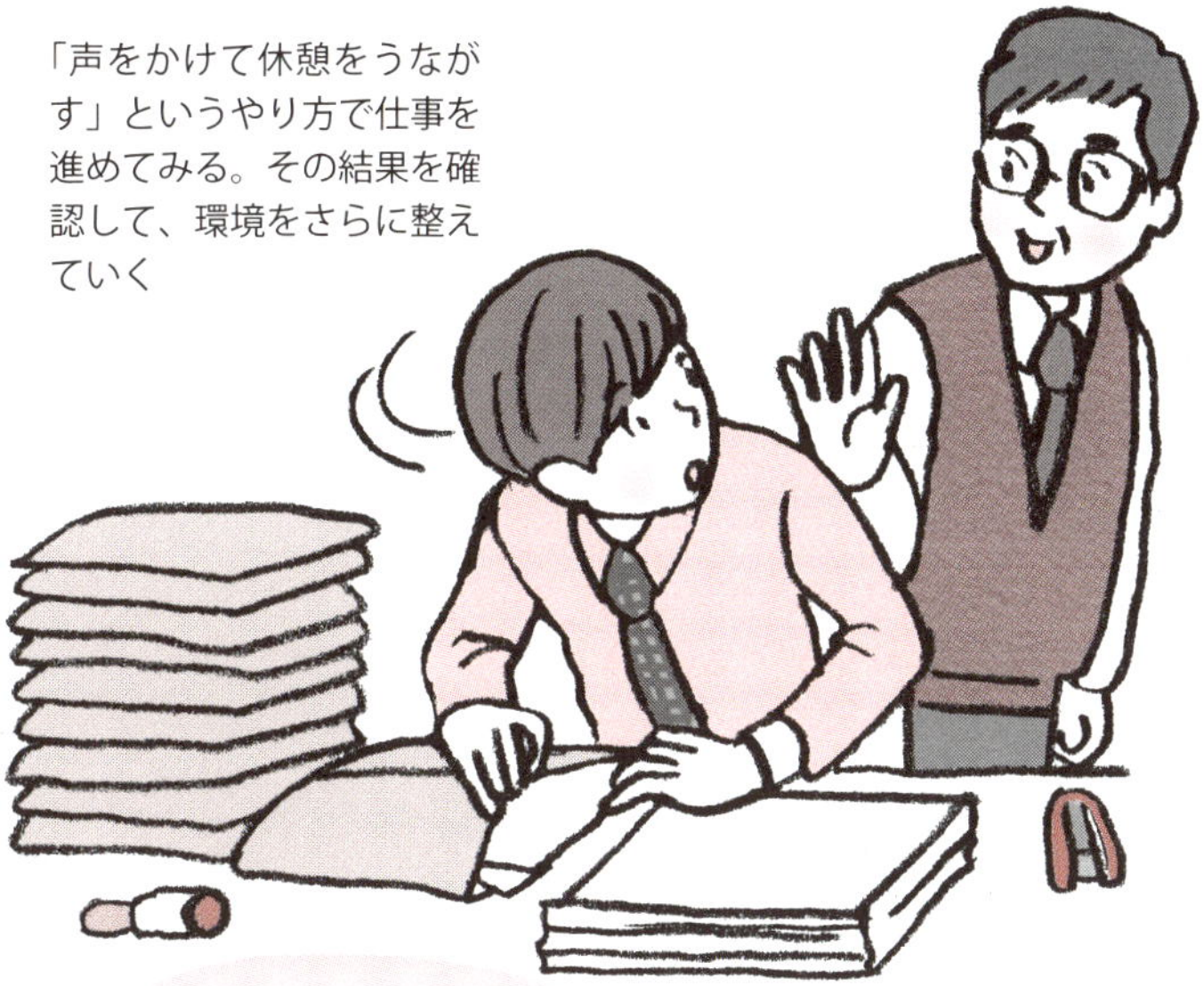

「声をかけて休憩をうながす」というやり方で仕事を進めてみる。その結果を確認して、環境をさらに整えていく

環境調整の流れ

環境調整は、継続的に実施していくものです。就労支援の場合、就職時に本人・企業・支援者で相談して環境調整をはかることが第一歩となります。その後、成果を定期的に確認しながら、必要に応じて再調整していきます。

環境調整を相談する

就職活動のときや就職が決まったときに、本人・企業・支援者で職場環境の調整を相談する。本人が力を発揮するために必要なことを三者で検討する

まずは就職時の支援

検討の結果を、「最初の支援」として就職時に実施する。環境を調整したなかで仕事をはじめてみて、その様子を確認していく

職場定着支援

実際に働きはじめてから課題が出てくることもある。三者で定期的に集まり、相談する。そして環境を再調整し、また様子をみていく

支援のバランス

支援者中心の支援から

最初は支援者が中心に。企業は支援者の助言を聞いて対応する

職場側中心の支援へ

支援者は徐々にフェードアウト。職場側が主体的に支援する

就職時の支援

発達の特性や配慮事項をシート形式で共有する

なにをする？

特性を企業に書面でみせる

環境を調整するためには、その根拠となる情報が必要です。本人と支援者で相談して、発達障害の特性や環境調整の必要性を書面にまとめ、それを企業にみてもらいましょう。

特性を書面にまとめる

発達障害の特性や配慮事項について、とくに重要な点をしぼって、A4用紙１枚程度にまとめる。支援者と相談しながら記載内容を決める

会社にみせて理解を求める

書面を就職活動の際や就職時に持参して、会社の担当者にみせる。内容を説明し、特性への理解や配慮を求める

ナビゲーションブック

氏名　〇〇　〇〇

発達障害は脳機能の障害です。いくつかの種類があり、私は「自閉スペクトラム症（ASD）」という診断を受けています。

自閉スペクトラム症には「臨機応変な対応が苦手」「人の気持ちを読みとるのが難しい」「こだわりが強い」などの特性があり、そのため、得意なことと苦手なことがあります。私の場合、以下のような特徴があります。

1　得意なこと

- PC 作業など、手順の決まっている作業が得意です。
- 一定の作業に慣れると、集中して安定的にとりくむことができます。
- 視覚的な指示であれば、理解しやすいです。

2　苦手なこと（仕事面）

- 口頭での指示を正確に理解することが苦手です。
  →とくに、複数の指示が苦手です。1つずつ指示していただけるとよく理解できます。
  →自分でメモをとりますが、文字や書面などでも指示していただけるとたすかります。
  →定期的に質問や確認の機会をとっていただけると、よりたすかります。
- 窓口業務など、多くの人と接する仕事が苦手です。
  →お客様に臨機応変に対応することが難しいため、ご配慮いただければ幸いです。
  →社内で上司や同僚と相談することは、問題なくできます。

3　苦手なこと（生活面）

- はじめて訪れる場所では緊張します。慣れるまで少し待っていただければ幸いです。
- 空調の音など、一部の物音が苦手です。
  →物音を調整できない環境では、ヘッドホンの使用などをご相談させてください。

自己紹介シートの例。支援機関によっては、本人の特徴を伝える「ナビゲーションブック」としてシートを作成しているところもある

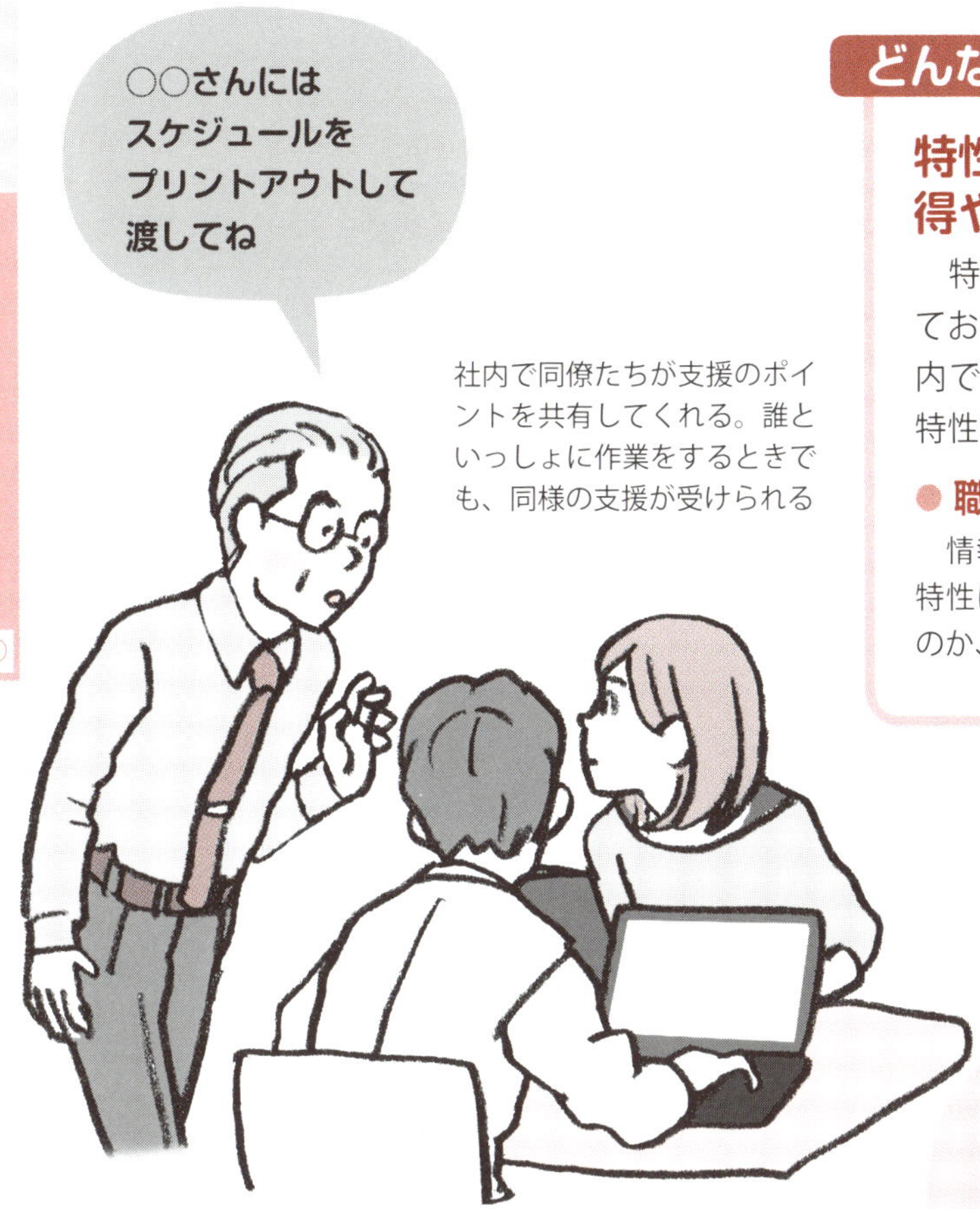
○○さんには
スケジュールを
プリントアウトして
渡してね

社内で同僚たちが支援のポイントを共有してくれる。誰といっしょに作業をするときでも、同様の支援が受けられる

どんな効果？

特性への理解と配慮を得やすくなる

特性や配慮事項を書面で具体的に伝えておくと、その情報が基礎知識として、社内で共有されます。その後、働くなかで特性への理解や配慮を得やすくなります。

● 職場側にはどんな効果？

情報共有の基準ができるため、発達障害や特性について、誰になにをどう伝えればよいのか、悩むことが減ります。

理解を得やすくなる

発達障害について、同僚の理解を得やすくなる。本人がいちいち説明しなくても済む

配慮を相談しやすくなる

配慮が必要だと感じたときに相談しやすい。新しい仕事にも安心してとりくめる

POINT

情報を書面にまとめておけば、職場で情報共有しやすくなります。チームで仕事をするときに、全員に特性を理解してもらうことができます。

支援者からひとこと

内容をしぼって書きましょう

自己紹介の書面には、あれもこれも書こうとしないで、重要なことだけ記載しましょう。そうすると、情報がシンプルになって伝わりやすくなります。

支援のニーズが強いことをまずは理解してもらい、それ以外のことは働きながら少しずつ相談していくようにすると、無理なく理解を広げていくことができます。

就職時の支援

業務内容や勤務時間の調整について話し合う

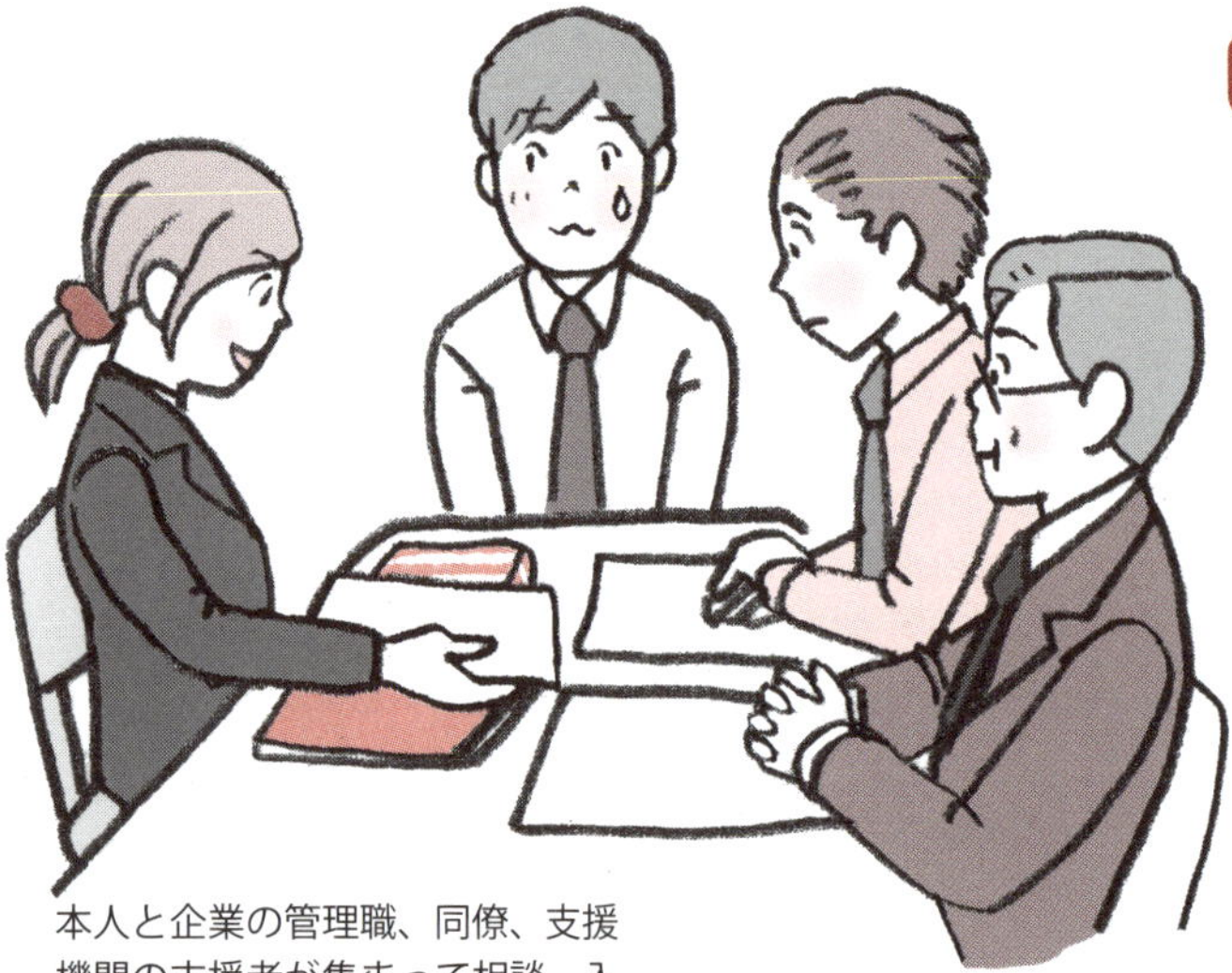

本人と企業の管理職、同僚、支援機関の支援者が集まって相談。入社時や配属を決めるとき、新しい業務の担当になるときなどに話し合う

なにをする？

担当業務を相談して決める

基本的な配慮事項に続いて、具体的な業務についても、相談しましょう。職場のさまざまな仕事のなかから、本人にマッチする仕事を設定することが重要です。

三者で話し合う

本人・企業・支援者で、業務の具体的な割り当てについて相談する。自己紹介の書面なども使いながら、検討していく

仕事を調整する

検討の結果にそって、配属先や業務の内容、業務量、勤務時間などを調整。総合的な業務ではなく、特性に適した一定の業務を設定する

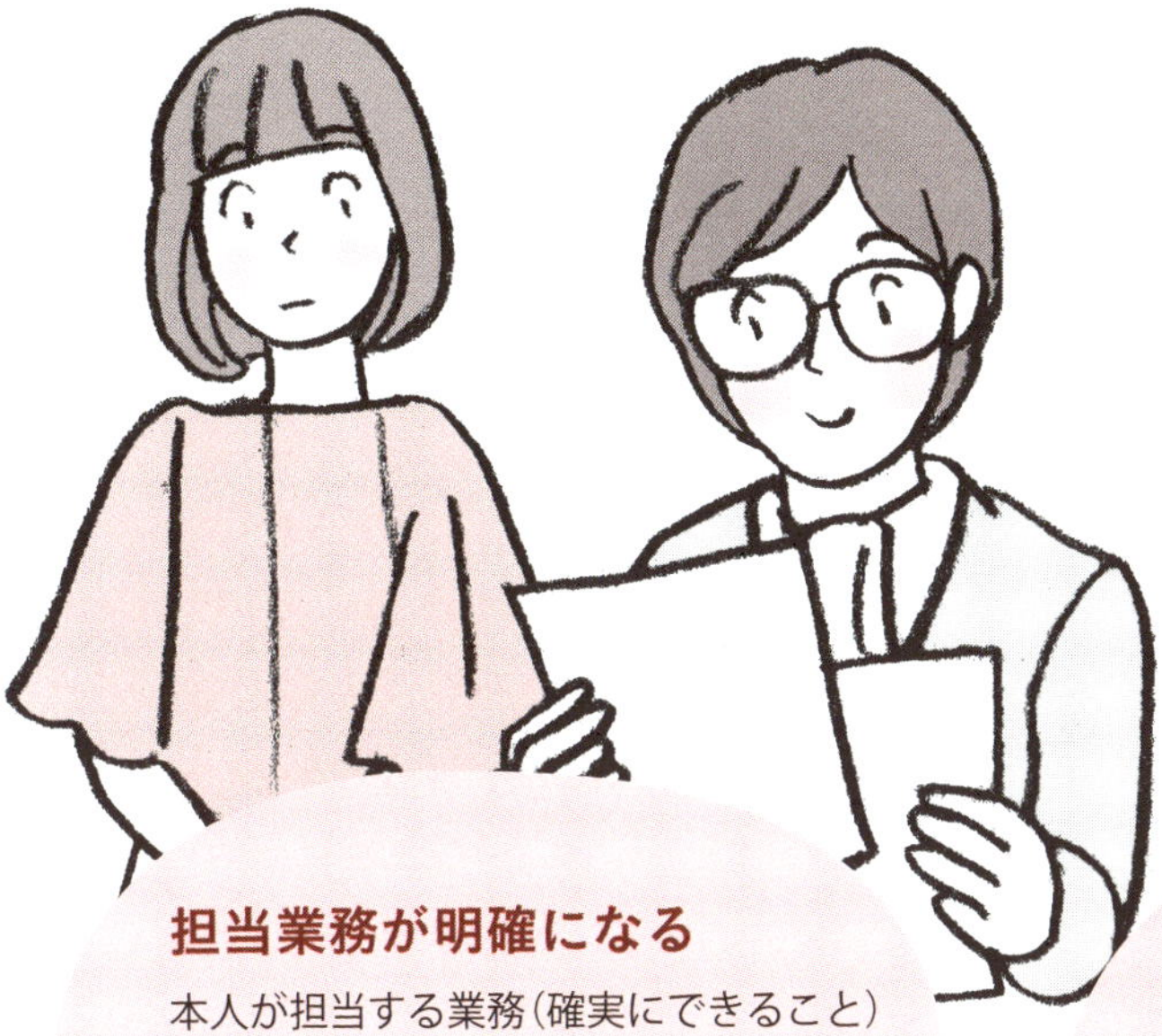

「書類の作成と確認」を本人の担当業務に、「最終確認」は同僚の仕事にすれば、ミスが多い人でも無理なく働ける

どんな効果？

本来の力を発揮できる

　発達障害の人には得手不得手があります。総合的になんでも担当するとなると、難しいことも出てきますが、その人に合った業務であれば、本来の力を発揮できます。

● 職場側にはどんな効果？

　本人のパフォーマンスを最大限に引き出せます。また、苦手な作業を担当させることによって起こるトラブルを、未然に防げます。

担当業務が明確になる

本人が担当する業務（確実にできること）が明確に。本人は仕事に集中でき、同僚は本人に仕事を頼みやすくなる

- 「データ入力」などの担当業務が明確になる
- 「接客対応」など、担当しない業務も明確に

本人が力を発揮できる

相談をふまえて業務を割り当てるため、基本的には本人が力を発揮しやすい仕事になる。本人は企業に貢献でき、企業もたすかる

- 「勤勉性」「発想力」などの長所が出る
- 本人の能力や努力が上司や同僚に伝わる

無理なく長く働ける

業務量や勤務時間を適度に調整することで、本人が無理をせずに、長く働けるようになる。企業にとっても見通しが立つ

- 「時短勤務」などで無理なくスタート
- オーバーワークを予防できる

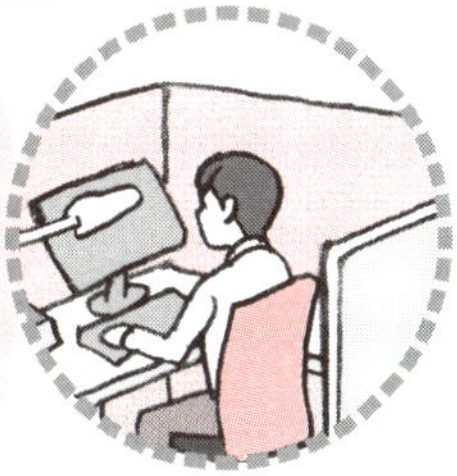

Dさん（61ページ参照）も配慮を得て、集中できるようになった

POINT

　業務の内容や量、勤務時間、配慮事項などをリストにまとめておきましょう。リストで成果をチェックでき、次の相談時に具体的に見直せます。（82ページ参照）

3ヵ月間の「トライアル雇用」制度も活用できる

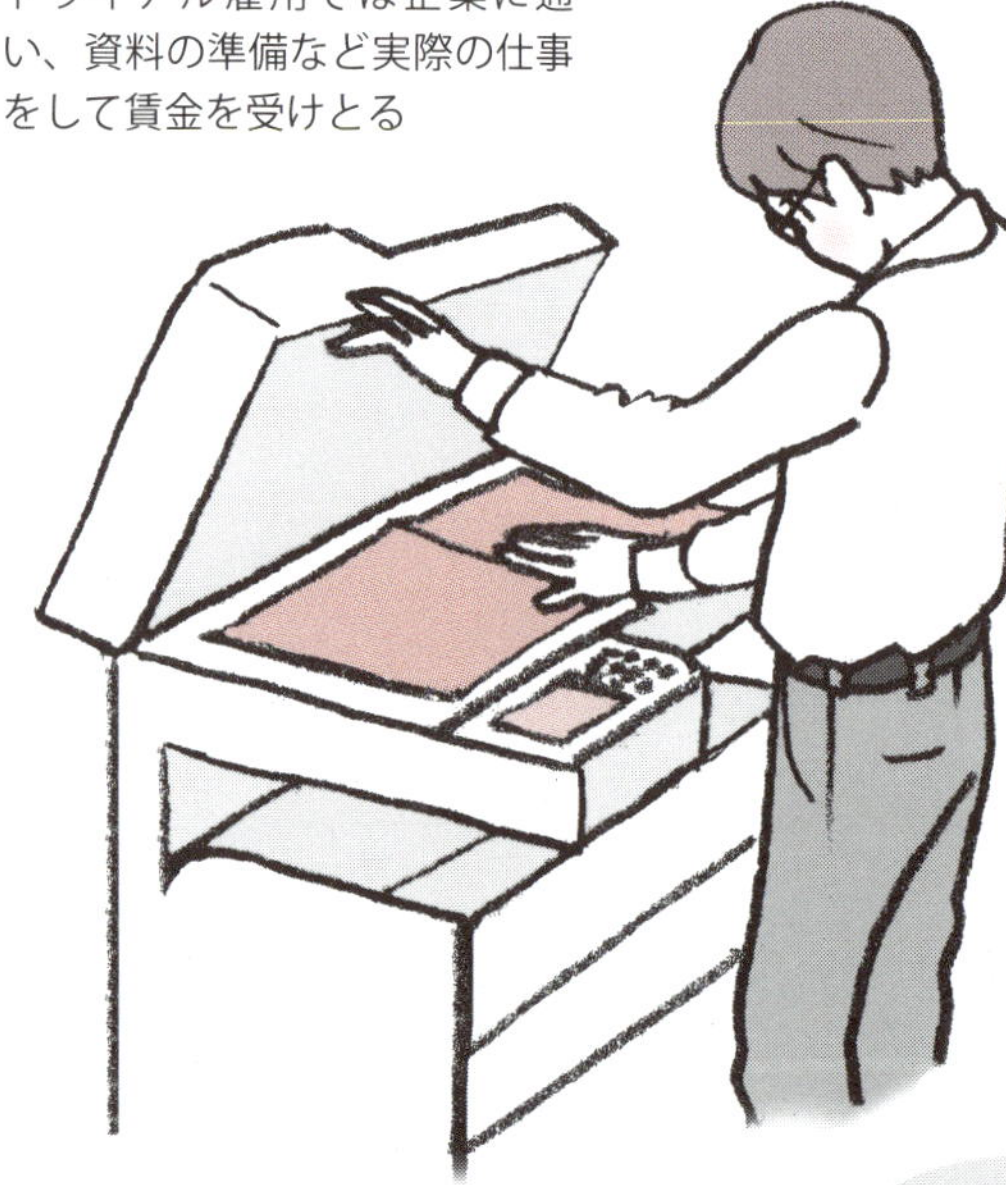

トライアル雇用では企業に通い、資料の準備など実際の仕事をして賃金を受けとる

なにをする？

支援制度を使って就職する

特性への理解や配慮を得るために「トライアル雇用」を利用します。3ヵ月間の試行雇用期間に、働き方などを職場側と確認・調整するという公的な支援制度です。

トライアル雇用と実習・体験はどう違うのか

トライアル雇用

企業が労働者を原則として3ヵ月間、試行的に雇用する制度。有期雇用となり、賃金が支払われる。企業は期間中に労働者の適性などを確認し、問題がなければ継続雇用する。

職場実習

企業が求職者などに、仕事の実習の機会を提供すること。求職者は実際の仕事と同じ作業を体験でき、自分の適性などを把握できる。雇用契約ではなく、賃金は支払われない。

職場体験

企業が学生などに職場を公開し、体験の機会を提供すること。実際の仕事というよりは、簡易的な体験になることが多い。雇用契約ではなく、賃金は支払われない。

トライアル雇用中に仕事への適性などを確認し、本人に合った業務内容で、あらためて雇用契約を締結。本人・企業双方にとって適切な形での就職となる

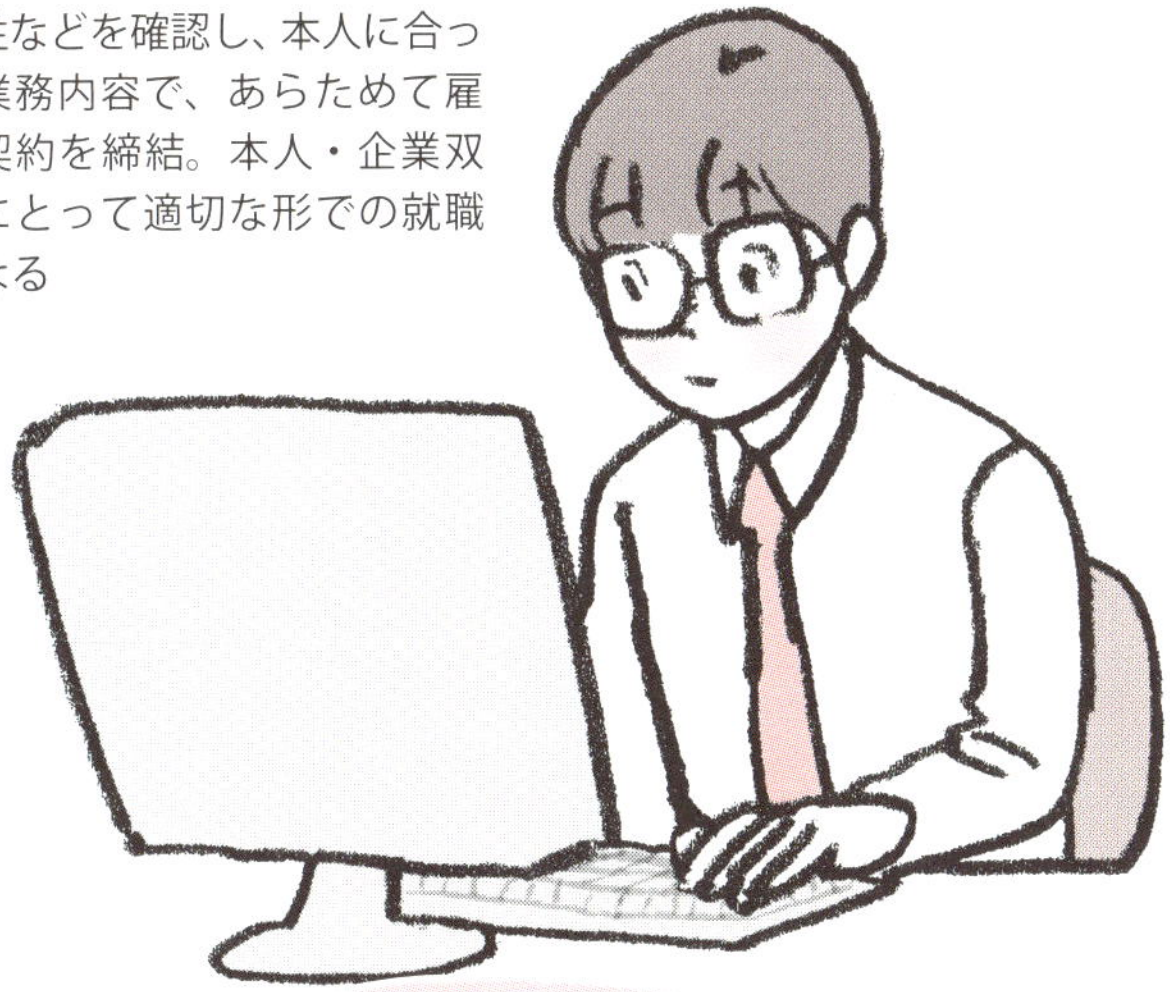

どんな効果？

じっくりと準備できる

3ヵ月間のトライアル期間をもうけることで、本人と企業それぞれが、業務の調整など、職場環境の整備をじっくりと進めていけます。

● 職場側にはどんな効果？

準備の時間をとれることに加えて、一定の要件を満たせば助成金が支給されます。

3ヵ月間のトライアル

入社から3ヵ月間は、試行雇用期間。本人は仕事の内容や職場環境などを確認し、企業は本人の適性や能力などをみる

期間終了後は継続雇用に

とくに問題がなければ、原則として継続雇用となる。トライアル雇用中にわかったことをふまえて、業務や環境を調整する

POINT

トライアル雇用は、その後の継続雇用を前提としたしくみですが、利用者が企業の定めた要件を満たせない場合などには、継続雇用とならないこともあります。障害者トライアル雇用の場合、2016年度の実績で継続雇用が約86%となっています。

支援者からひとこと

特別な制度もあります

発達障害の人は、一定の条件を満たすと、「障害者トライアル雇用」や「障害者短時間トライアル雇用」という特別な制度を利用することもできます。

それらの制度を利用すると、試行雇用期間や一週間の勤務時間などを調整できる場合があります。利用を希望する人は、ハローワークや就労支援機関に詳細を問い合わせてみましょう。

感覚過敏などへの「合理的配慮」を相談する

合理的配慮

生活のなかで障害や社会的な障壁を感じる人が、配慮を必要としたときに、役所や企業などの事業者が、負担が重くなりすぎない範囲で配慮をすること。国連の障害者権利条約や日本の障害者差別解消法などで定義されている。

- 「障害や社会的な障壁がある人」が対象となる。障害者手帳の有無は問わない
- 企業などの事業者は、従業員に対して合理的配慮をする法的義務がある

なにをする？

感覚面などに配慮を受ける

障害がある人は、感覚過敏などの生活上の支障について、職場で「合理的配慮」を受けることができます。企業・支援者と相談しましょう。

配慮を受けるための手順

本人が希望する

本人が配慮の必要性を認識し、自分から企業に対して希望を伝える。配慮してほしい点を具体的に示す

企業が検討する

本人の希望に対して、企業は対応を検討する。負担が重くなりすぎない範囲でできることを本人に伝える

相談して決定する

本人・企業で相談して、具体的な配慮事項を決定する。支援者が間に入って調整することもある

「仕事中に専用のサングラスを着用したい」といった希望を企業に伝え、合理的配慮として認めてもらう

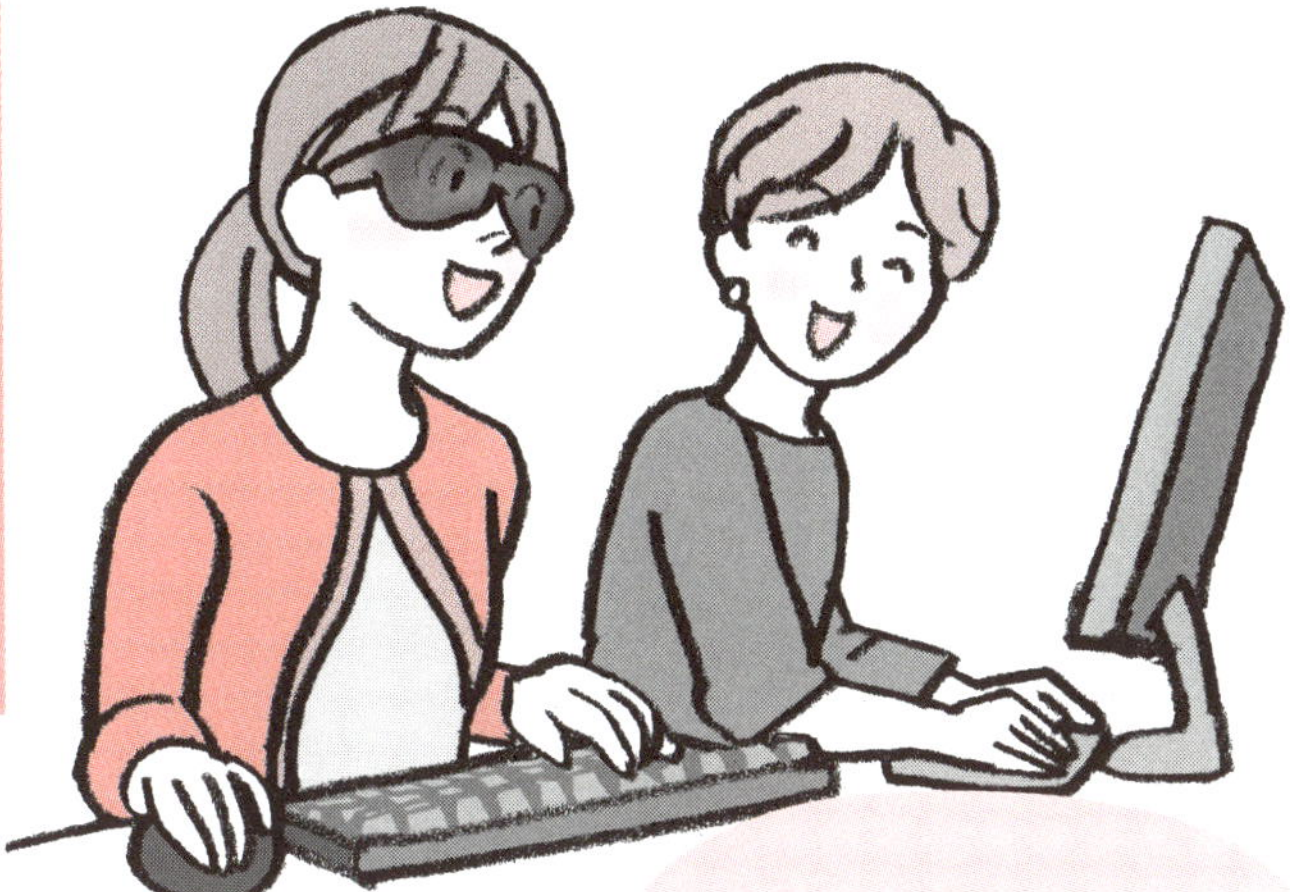

どんな効果？

本人のストレスが軽減される

感覚過敏などの支障が合理的配慮によって解消されれば、本人のストレスは大きく軽減されます。業務の調整とは別に、障害による苦痛の軽減をはかることも重要です。

● 職場側にはどんな効果？

本人の感じている苦痛を理解し、その軽減に協力できます。結果として、従業員に働きやすい環境を提供することにつながります。

安心して働ける

合理的配慮を受けることができれば、仕事中のストレスが軽減され、安心して働ける

合理的配慮の実例

- 対人関係が苦手な人が、職場の食事会や宴会など、大勢が集まる場への参加を辞退してもよいことになった
- 読み書きに困難がある人が、書面ではなく口頭での指示をもらえるように、指示系統を調整できた
- 聴覚の過敏性があり、ノイズキャンセリングヘッドホンや耳栓の使用が認められた。また、機械音の聞こえにくい座席に配置された
- 発達障害の特性があってストレスや疲れを感じやすい人が、休憩スペースの利用や、ストレス解消のための私物の持参を許可された
- 視覚の過敏性があり、蛍光灯など特定の光に苦痛を感じる人が、専用のアーレンレンズサングラスを使用できた

就職時の支援

職場側の支援の担当者を確認しておく

POINT

障害者雇用を実施している企業のなかには、職場に精神保健福祉士など、医療や福祉の専門知識をもつ資格者を置いて、支援の担当者にしている企業もあります。そのような担当者がいれば、より安心です。

なにをする？

職場側の担当者を聞く

発達障害の特性を職場に伝え、配慮を得る場合には、その件について職場側の担当者となる人が誰なのかを確認しておきましょう。

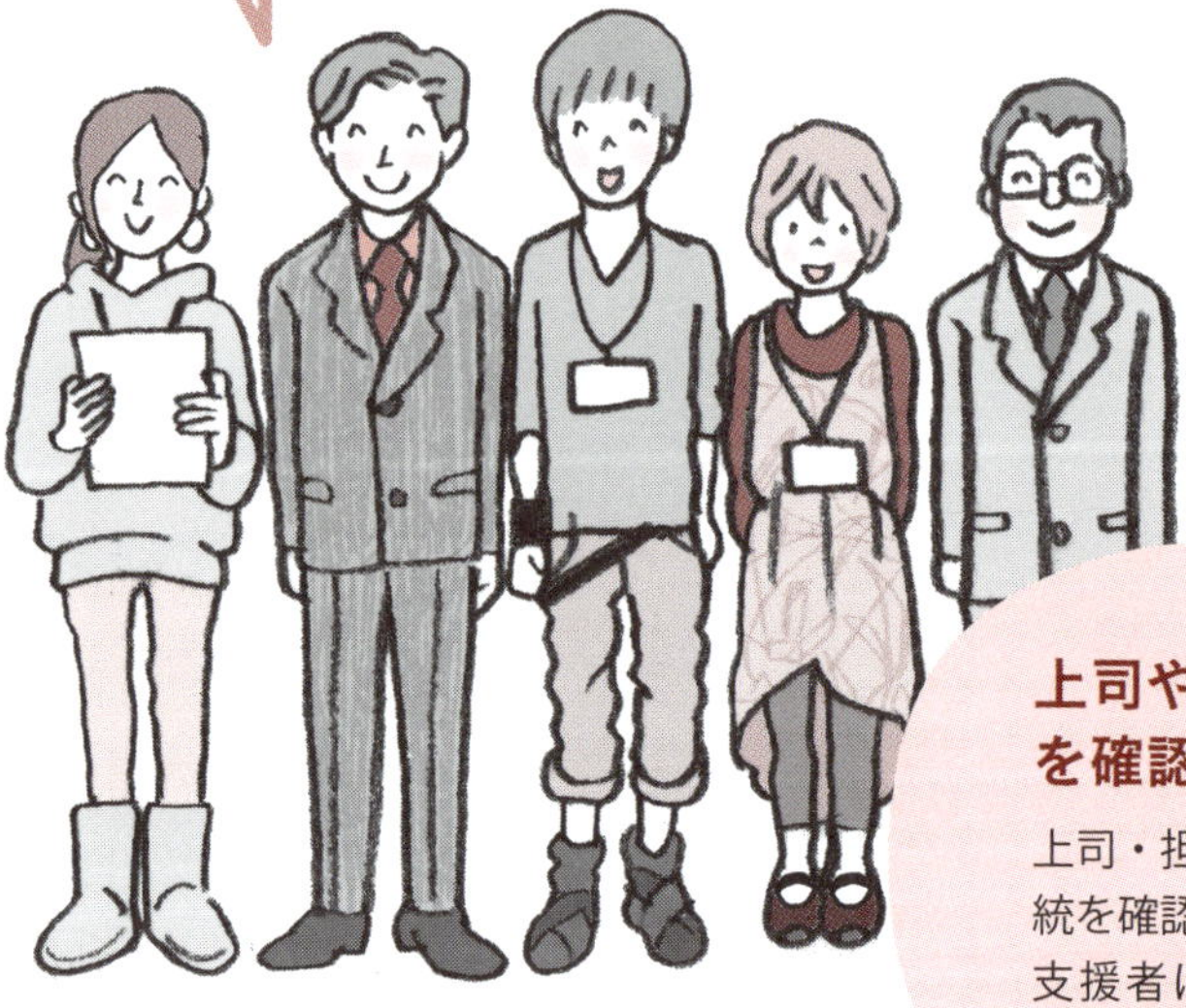

部長や係長、従業員など各スタッフのなかで、相談できる相手を確認しておく

支援の担当者を確認する

本人が仕事について日常的に相談できる相手を確認する。その人を基本的には職場側の担当者と考える

上司や指示系統を確認する

上司・担当者などの指示系統を確認する。支援機関の支援者にも確認してもらい、情報を共有する

担当者を通じて、現場の状況を把握できる。また、発達障害について理解できない点があったとき、担当者に聞くことができる

本人と経営陣や管理職、同僚たちをつなぐ窓口に。連絡・指示系統を整理しておけば、業務を調整しやすくなる

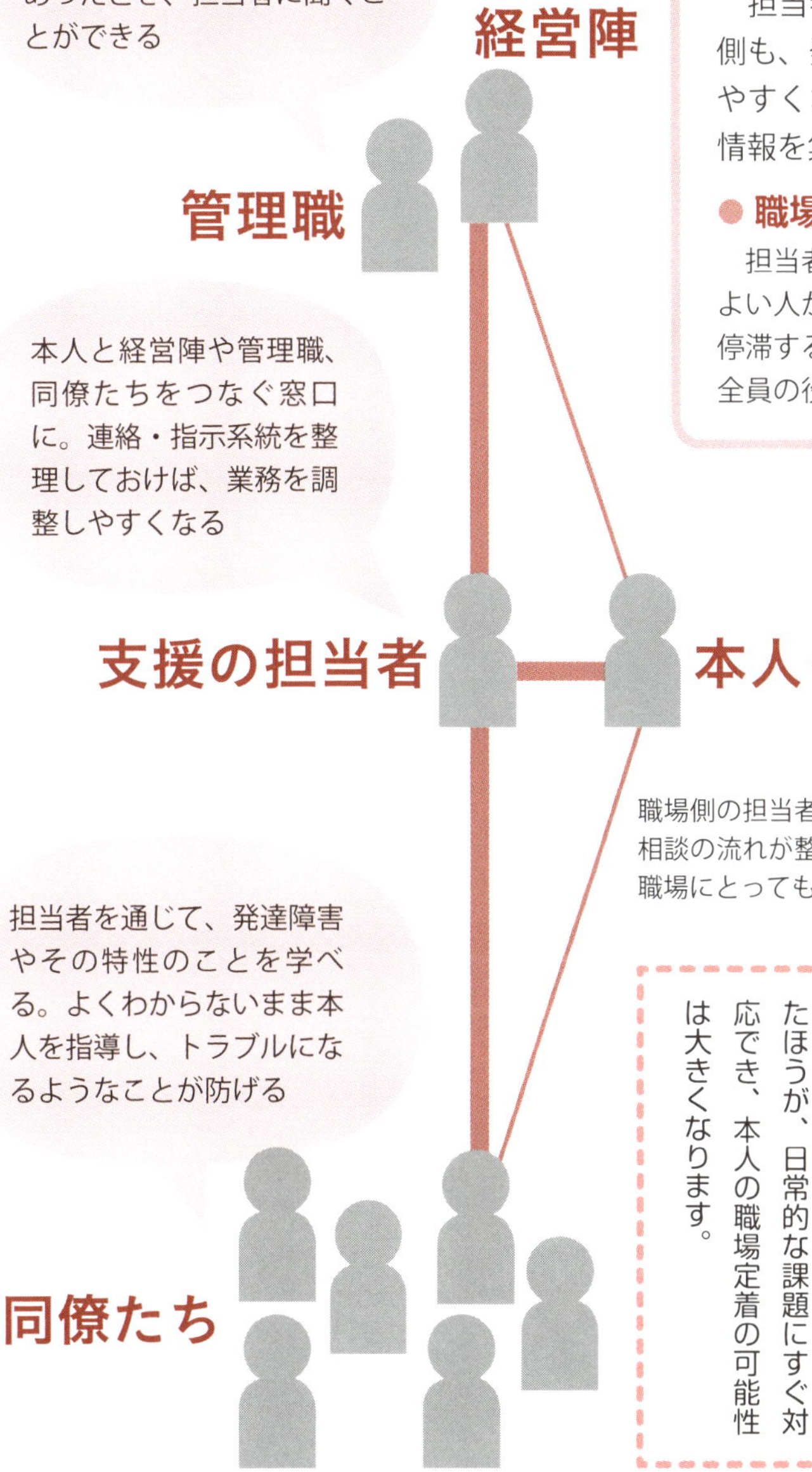

担当者は特性を理解しているため、なにごとも相談しやすい。支援の担当者にいつでも相談できれば、より安心して働ける

職場側の担当者を確認しておけば、連絡や相談の流れが整理できる。本人にとっても職場にとっても、相談しやすい環境が整う

担当者を通じて、発達障害やその特性のことを学べる。よくわからないまま本人を指導し、トラブルになるようなことが防げる

どんな効果？

お互いに相談しやすくなる

担当者を確認しておくことで、本人も職場側も、発達障害やその特性について、相談しやすくなります。窓口が一本化され、そこに情報を集約することができます。

● 職場側にはどんな効果？

担当者を決めずに曖昧にしておくと、面倒見のよい人がサポートに時間をとられ、一部の業務が停滞することがあります。担当者を決めることで、全員の役割が明確になります。

支援者からひとこと

現場に担当者を置きましょう

企業によっては本社の人事部や総務部に担当者を置いているところもあります。担当者が一定の指示を出し、現場はその指示にそって対応するという形です。

それでももちろんサポートにはなりますが、現場に担当者を置いたほうが、日常的な課題にすぐ対応でき、本人の職場定着の可能性は大きくなります。

就職時の支援

「ジョブコーチ」が調整役になる場合もある

ジョブコーチは職場を訪問し、本人と企業の双方から話を聞きとって、環境調整への助言などをおこなう

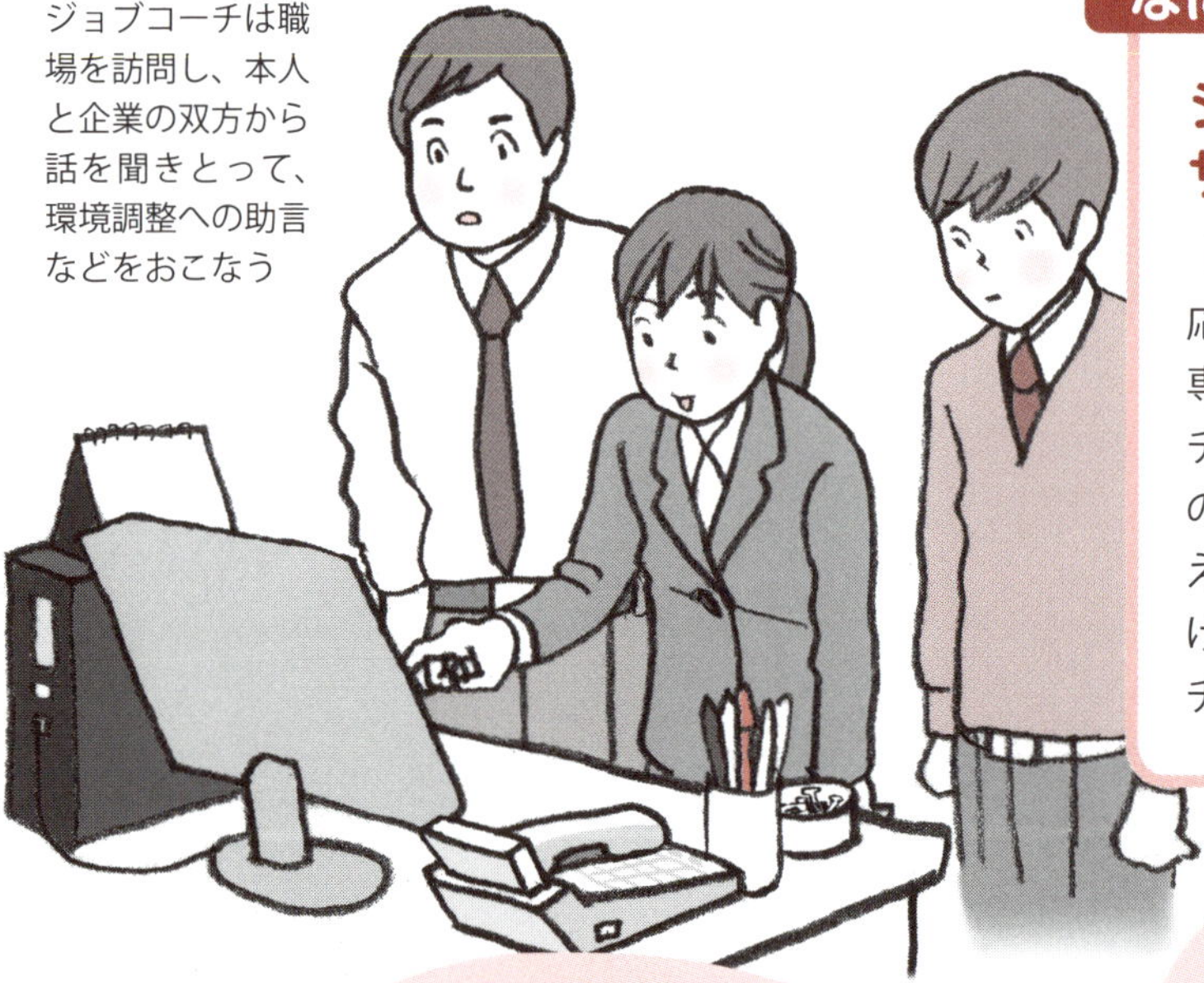

なにをする？

ジョブコーチのサポートを受ける

「ジョブコーチ（正式には職場適応援助者）」という、就労支援の専門職があります。ジョブコーチは現場を訪問し、本人・企業の双方を支援して、職場定着を支えます。現場でこまめに支援を受けたいという人は、ジョブコーチの利用を検討しましょう。

支援機関に相談する

ジョブコーチは地域障害者職業センターなどの就労支援機関に配置されていることが多く、無料で利用できる場合もある。支援を希望する人は支援機関に相談を

現場で支援してもらう

ジョブコーチが毎週、職場を訪問し、現場で支援をおこなうという形になることが多い。現場でこまめに支援を受けることができる

※本人がジョブコーチの利用を希望しても、支援機関側の判断などによりジョブコーチがつかず、ほかの支援が実施される場合もあります。

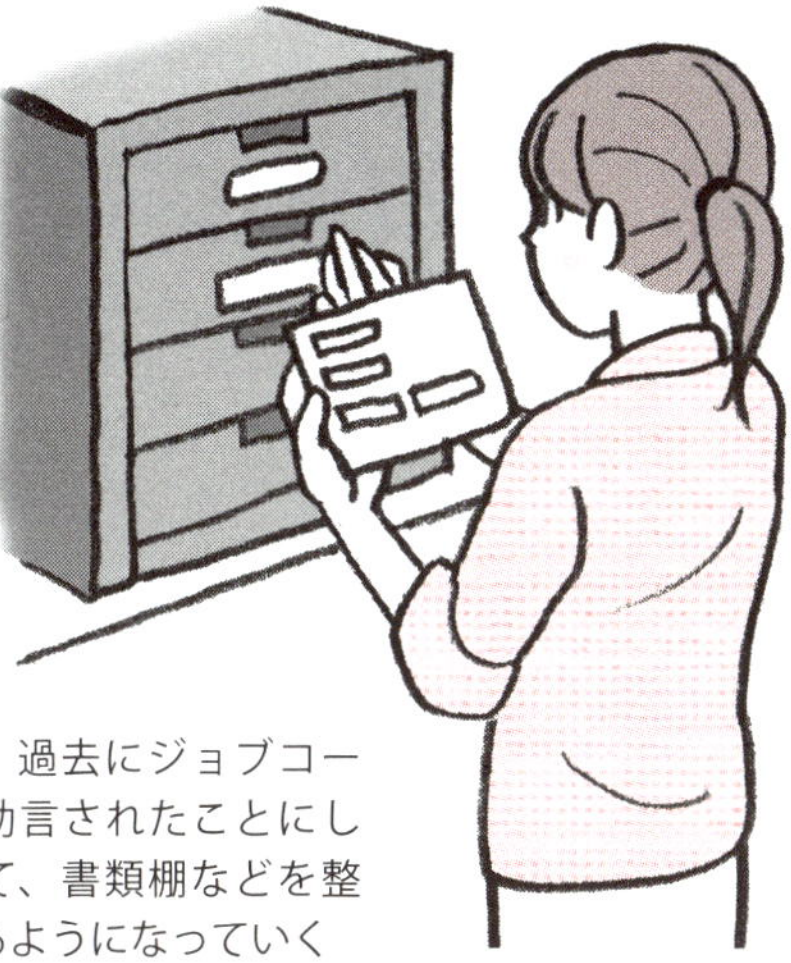

企業は、過去にジョブコーチから助言されたことにしたがって、書類棚などを整理できるようになっていく

どんな効果？

環境をこまめに調整できる

支援機関の支援者も企業を定期的に訪問しますが、通常であれば月に１回程度です。ジョブコーチの支援を受けると、専門職に相談できる機会が増え、環境をこまめに調整できるようになります。

● 職場側にはどんな効果？

職場環境の調整について、外部の専門家に相談する機会を多くもつことができます。企業にとっても安心できるサポートとなります。

本人も会社も助言を受けられる

ジョブコーチは２～４ヵ月程度、現場を週１～４日くらいの頻度で訪問する。その間、本人も企業もこまかなことまで相談でき、助言を受けられる

本人も企業も環境調整に慣れる

期間内に本人・企業が環境調整のノウハウに慣れ、その後は職場で調整できるようになっていく。ジョブコーチも数週間～数ヵ月に１回程度、状況を確認してくれる

支援者からひとこと

いずれは企業の「ナチュラルサポート」に

支援機関の支援者やジョブコーチがおこなう専門的なサポートに対して、企業の従業員が現場で日常的におこなうサポートを、「ナチュラルサポート」といいます。

職場側は、ジョブコーチが支援をおこなう数ヵ月間に支援のノウハウをしっかりと学び、その後はナチュラルサポートができるように態勢を整えたいものです。

POINT

就労支援機関のジョブコーチとは別に、企業が独自にジョブコーチを配置している場合もあります。その場合、職場の規定でジョブコーチの支援を受けることができます。

Q&A 企業は障害のある人にどこまで配慮すればいい？

Q 企業はどこまで配慮すればいい？

A 負担が重すぎない範囲で

企業は、従業員が障害や社会的な障壁を理由として合理的配慮を求めた場合には、その希望に対応する法的義務があります。

ただ、合理的配慮として「企業がどこからどこまで配慮する」という具体的な基準は定められていません。法的には「負担が過重でないとき」に合理的配慮をするように求められています。

企業は発達障害の人や支援者と相談しながら、負担が重すぎない範囲での合理的配慮を検討するということになります。

明確な基準がないため、本人も企業も、判断に悩むことがあるかもしれません。その場合には、合理的配慮の具体的な事例を参考にして、相談してみてください。厚生労働省などの省庁が、事例をウェブサイトで公開しています。

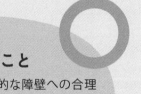

✕ してはいけないこと

障害や社会的な障壁を理由として、サービスの提供を拒否するなどの「差別」をしてはいけない

- 障害を理由とする配属や降格、解雇など
- 研修や福利厚生などにおける差別

○ 会社が配慮すること

本人から障害や社会的な障壁への合理的な配慮を求められた場合には、本人と相談してその内容を決める

- 負担が重すぎない程度に配慮する
- 全国の具体的な事例を参考にする

Q 同僚にしわ寄せが出るのでは？

A 業務の調整がポイント

発達障害の人に、ほかの人と同じ業務を担当させ、できない部分を同僚がいつもカバーするという形では、その同僚にしわ寄せが出てしまうでしょう。

そうではなく、発達障害の人には、その人に合った仕事を設定してください。そして、その人のできることや得意なことで、貢献してもらいましょう。

企業は、業務内容の設定や、職場環境の調整、本人が困ったときの相談やサポートという点で、配慮を心がけてください。

そうすれば、発達障害の人は本来の力を発揮し、得意な領域では同僚の仕事をサポートしてくれるようにもなります。

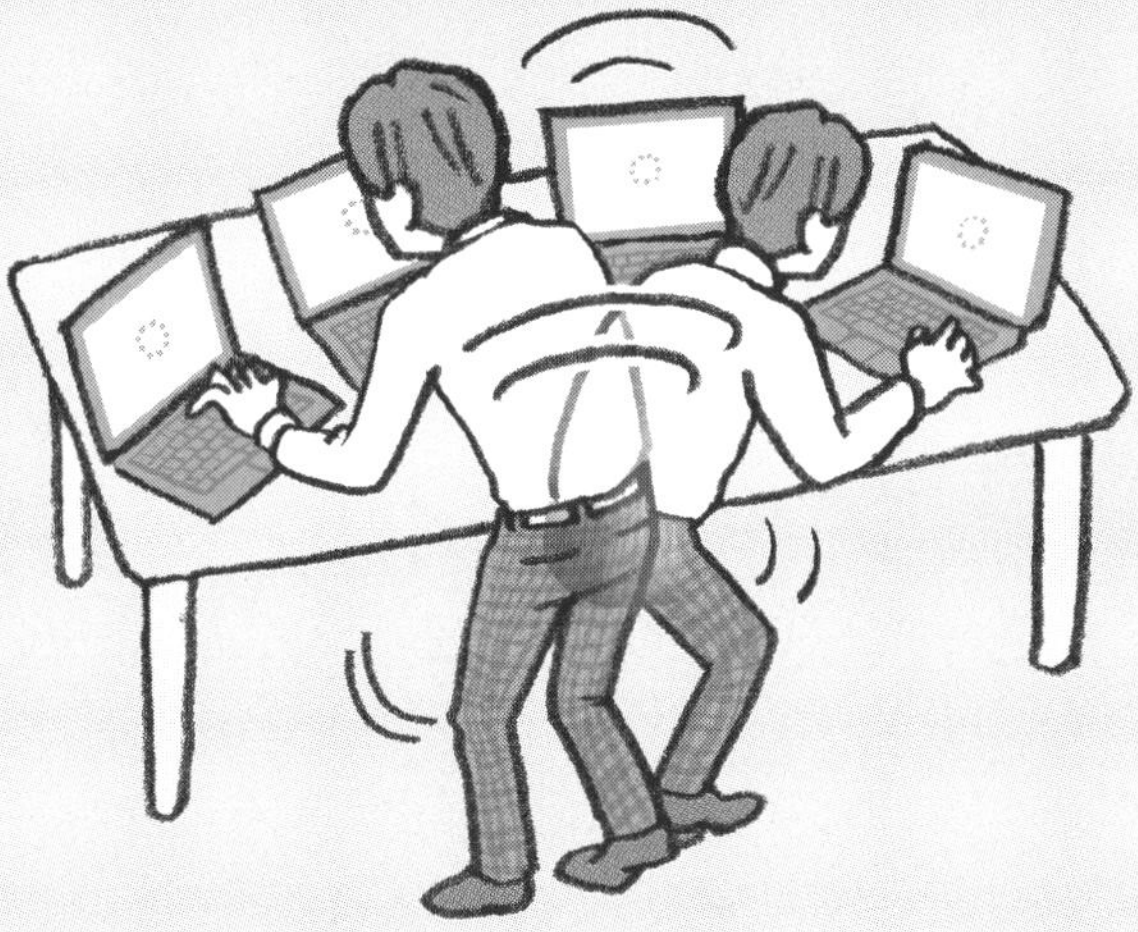

発達障害の人がPCのセットアップ作業を得意としていて、数台分を同時に進めることができ、職場で頼られているというケースもある

PC作業など、本人が得意とすることを業務として設定する

対人関係など苦手なことは業務からはずし、フォローする

Q 配慮しきれないときはどうする？

A 支援者に相談する

本人の希望する配慮を実施することが難しい場合には、その結果を職場の決定事項として通知する前に、本人や支援者に相談してみましょう。

本人の意見を聞いたり、判断が妥当なものかどうか、支援者から助言を得たりすることができます。また、過去の事例などから、職場側ができることを提案してもらえる場合もあります。

企業が配慮は困難と判断したときに、それが前例などと比較して「正当な理由なく配慮の提供を拒否した」という形になってしまったら、厚生労働省から指導や勧告を受ける可能性があります。

そのような事態を防ぐために、支援者と相談しながら、配慮を検討していくとよいでしょう。

職場定着支援

就職後も三者で定期的にミーティング

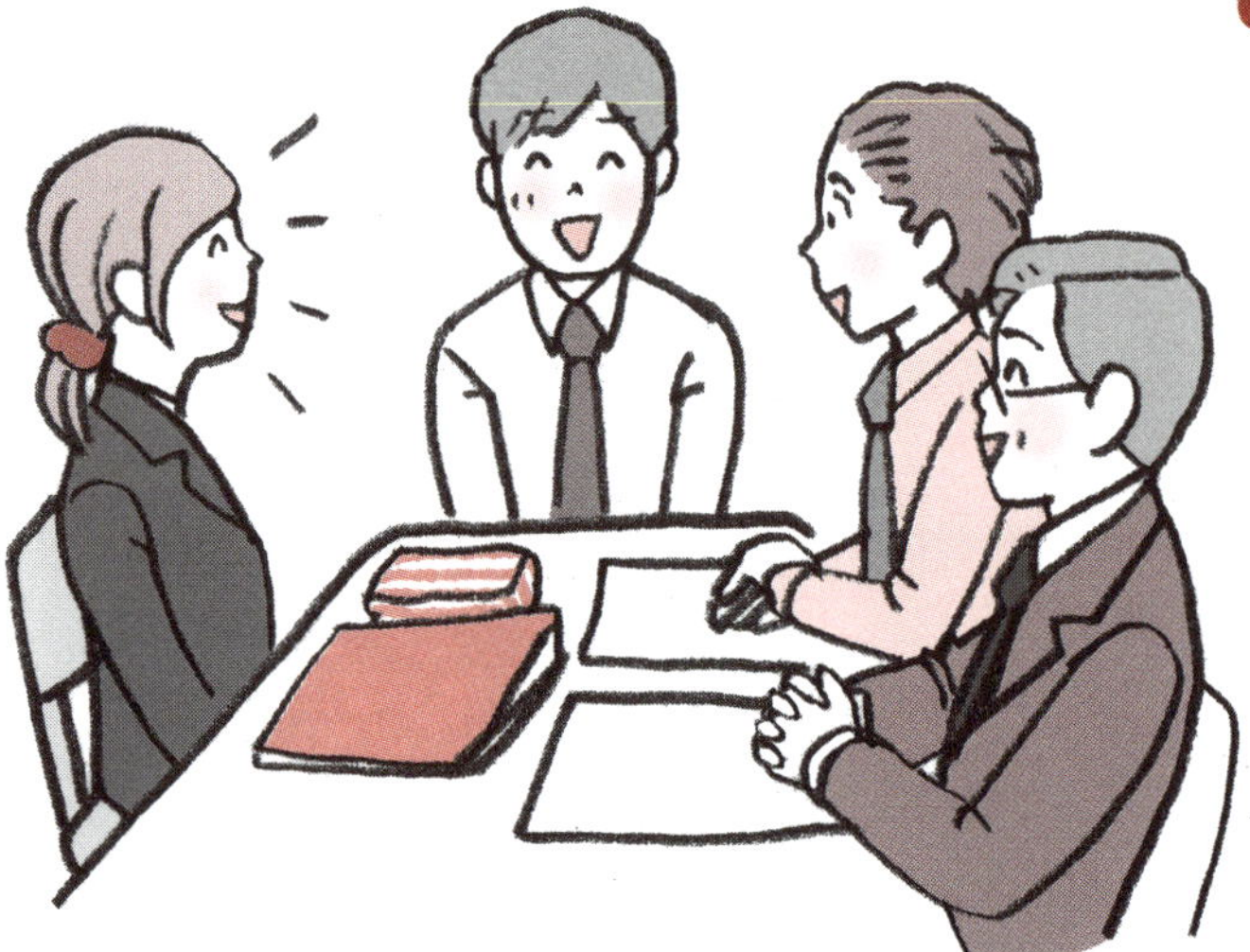

就職時と同じように、三者で集まって業務内容や職場環境などの調整について、話し合う

なにをする？

定期的に集まって相談する

　本人が実際に働きはじめたら、とくに問題がなくても、本人・企業・支援者の三者で定期的にミーティングの機会をもつようにしましょう。

一定期間で評価する

月に１回程度の期間で、本人・企業双方が仕事や職場環境についての評価をおこなう。その結果を企業や支援者が書面などにまとめる

三者で相談する

評価をもとにして、本人・企業・支援者の三者で相談する。本人と企業双方の課題を確認し、その解決のための計画を立てる

職場定着支援の例

- 指示の出し方を改善。スケジュールの書き方などを変更した
- 確認作業の回数が曖昧で混乱につながっていたため、マニュアルを作成
- 支援の担当者の負担が重くなっていたので、担当を２人に

どんな効果？

課題を検証できる

仕事をはじめてから、支援の効果が十分に出ない場合や、現場で問題が生じる場合もあります。定期的に相談することで、そうした課題を検証し、対処することができます。

職場側にはどんな効果？

発達障害がある人への指示の出し方や、仕事の配分の仕方が、より的確になります。

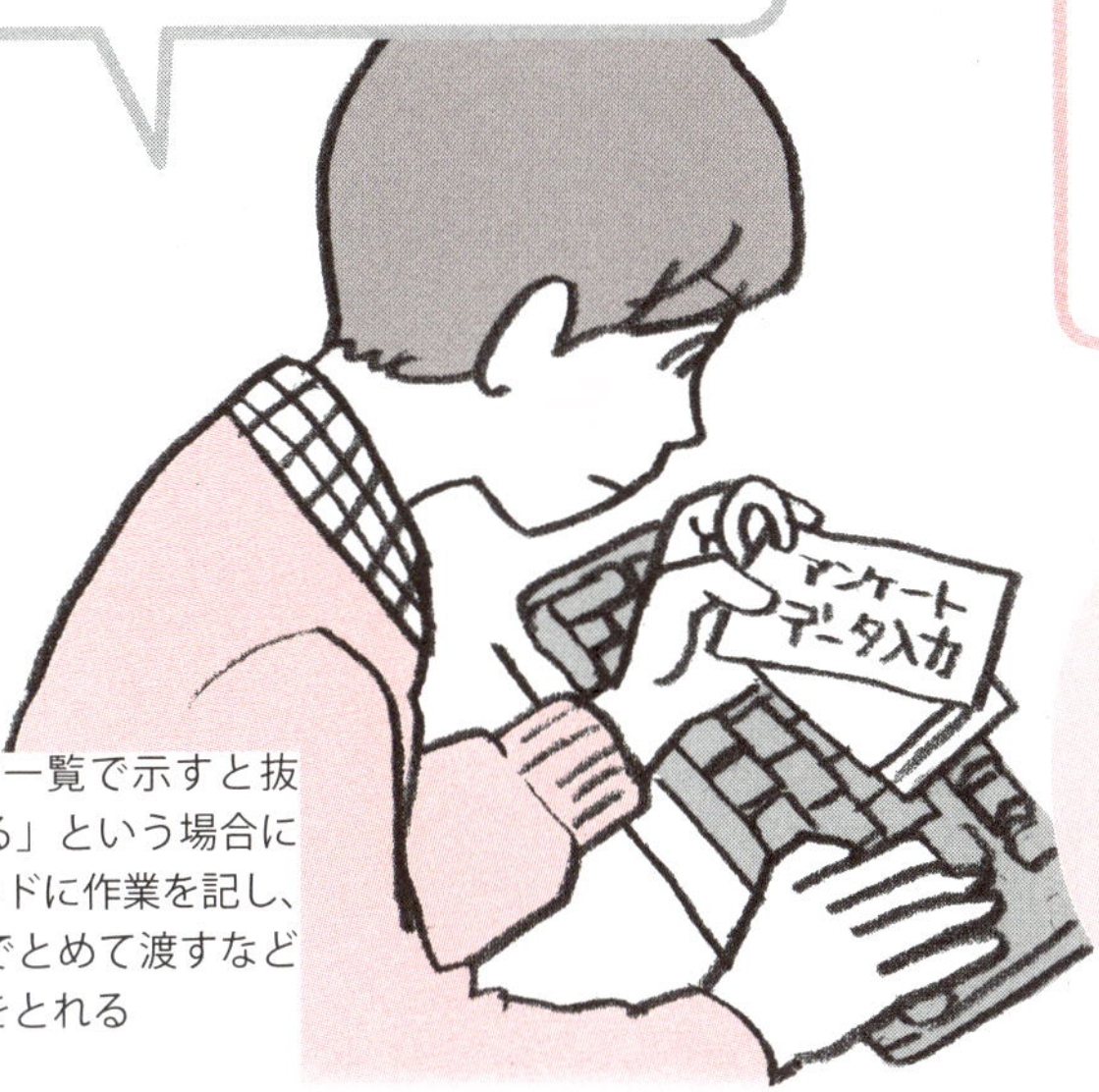

「作業を一覧で示すと抜けが出る」という場合には、カードに作業を記し、リングでとめて渡すなどの対策をとれる

理解がさらに深まる

定期的に相談することで、発達障害の特性への理解がさらに深まる。得意な仕事や苦手な仕事など、本人に合った働き方がより具体的にみえてくる

環境を再調整できる

相談の結果にそって、職場環境を再調整できる。本人はより働きやすくなり、企業はその成果を得られる

支援者からひとこと

異動や仕事の変更にも対応できます

ミーティングを定例化しておけば、本人や上司の異動が決まったときや、本人の業務内容を変更するときなどにも、そのための説明や対応、業務の引き継ぎなどの場として、ミーティングを活用できます。そのような場合には、一時的にミーティングの回数を増やすのもよいでしょう。

職場定着支援

仕事だけでなく
休憩の調整も必要に

なにをする？

休憩時間の問題を解消

本人が仕事中、急に休憩をとったり、休憩時間に自由にしすぎたりして、同僚との間で問題が起きてしまうことがあります。そのような問題も三者で相談し、解消していきましょう。

休憩のとり方を相談

本人・企業・支援者で、休憩時間の問題について相談する。本人は企業・支援者に、休憩の適切なとり方を説明してもらう

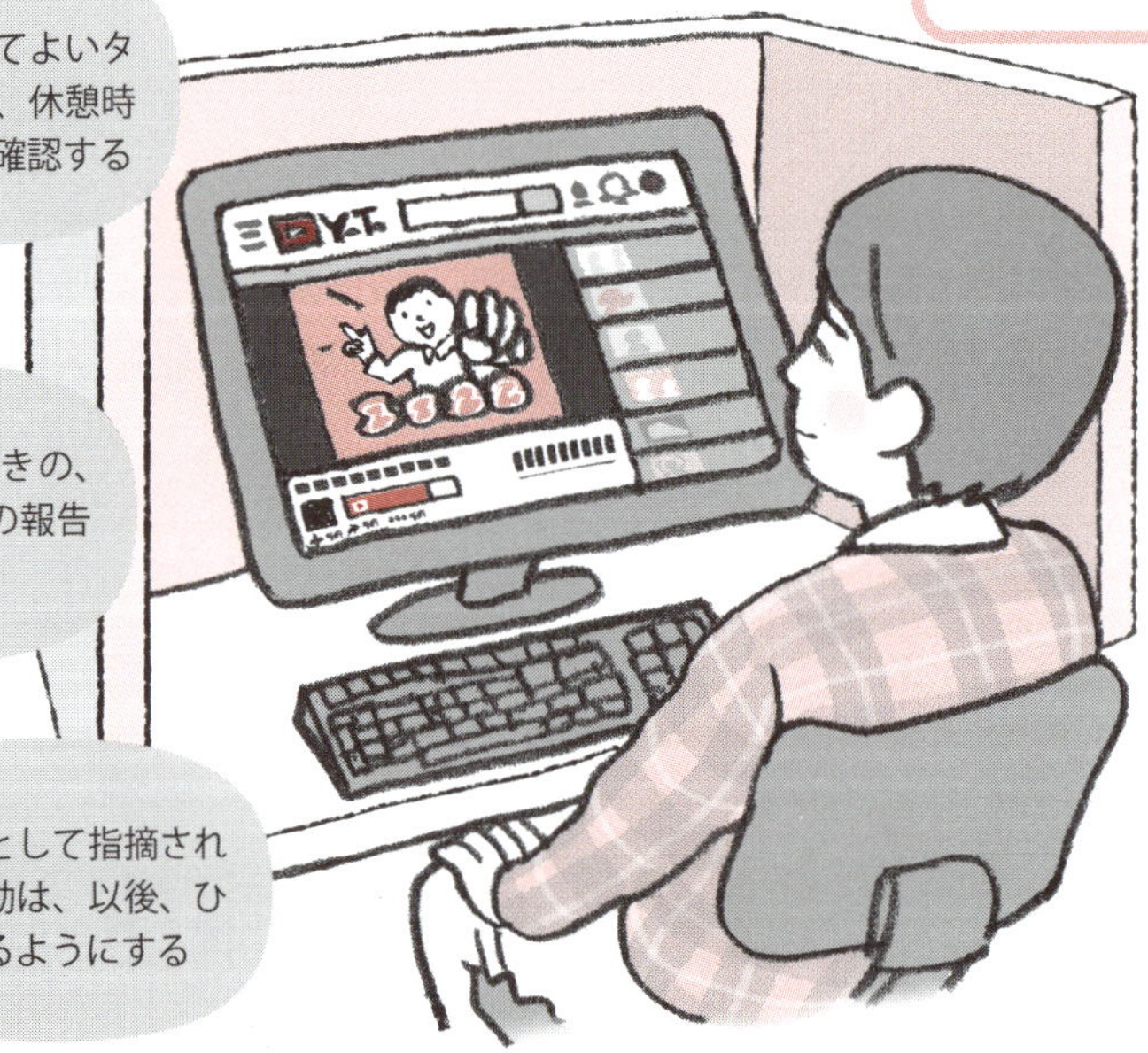

休憩をとってよいタイミングや、休憩時間の長さを確認する

休憩をとるときの、上司・同僚への報告の仕方も確認

問題として指摘された行動は、以後、ひかえるようにする

休憩中にしてよいこと・してはいけないことを確認する

休憩中の会話について、内容や言葉遣いの課題を整理する

本人が「休憩中はなにをしても自由」と考え、職場で好きなウェブサイトや動画をみてしまうという例もある

POINT

ASDの特性がある人は「人の気持ち」「暗黙の了解」などを察することが苦手です。そのため、職場でのふるまいや会話などに課題が起こりやすく、その点の支援が重要になります。

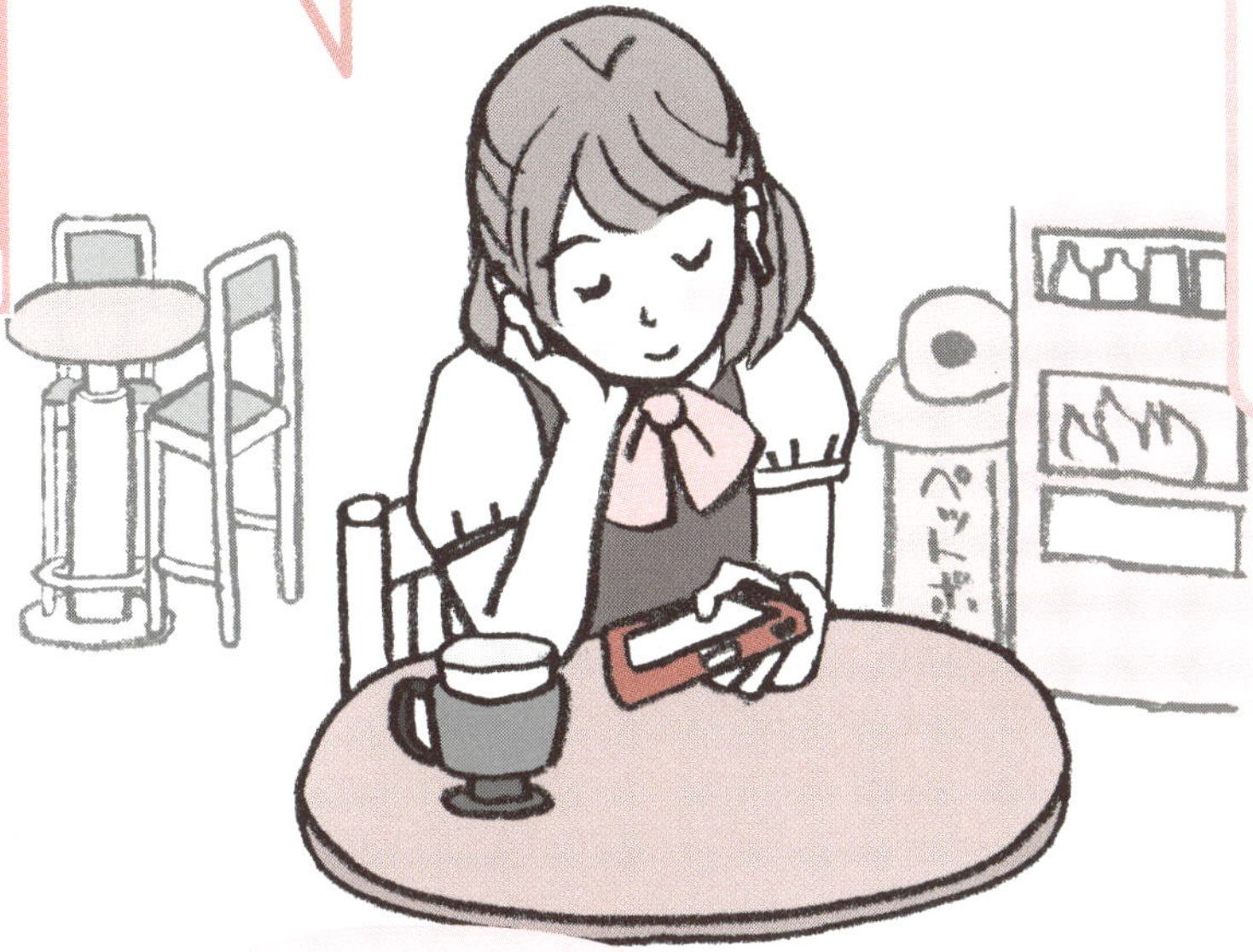

「休憩スペースではスマホを使ってよい」という決まりを確認。本人がそれを理解・実践して、問題を解決する

どんな効果？

仕事の安定につながる

休憩のとり方など、仕事以外の問題があると、仕事にも悪影響が出ます。相談によって仕事以外の問題を解消できれば、本業の安定につながります。

● 職場側にはどんな効果？

休憩時間をめぐって本人と同僚との間で問題が起きている場合に、それを解消できます。また、将来的なトラブルの予防にもなります。

切り替えが上手に

仕事と休憩の時間を、適切に切り替えられるようになる。勤務態度への評価が上がる

疲れを軽減できる

適切な方法でのびのびと休めるようになり、仕事の疲れを軽減できる

支援者からひとこと

休憩を少し多めにしましょう

働きやすい環境を整えることができたとしても、発達障害の人には苦手なことや感覚過敏などがあるため、大多数の人よりも疲れやすい傾向があります。

休憩時間を多めにとれるようにしたり、こまめに休憩できるしくみをつくったりすると、職場定着のよいサポートになります。

職場定着支援

成果や目標をシート形式で視覚化する

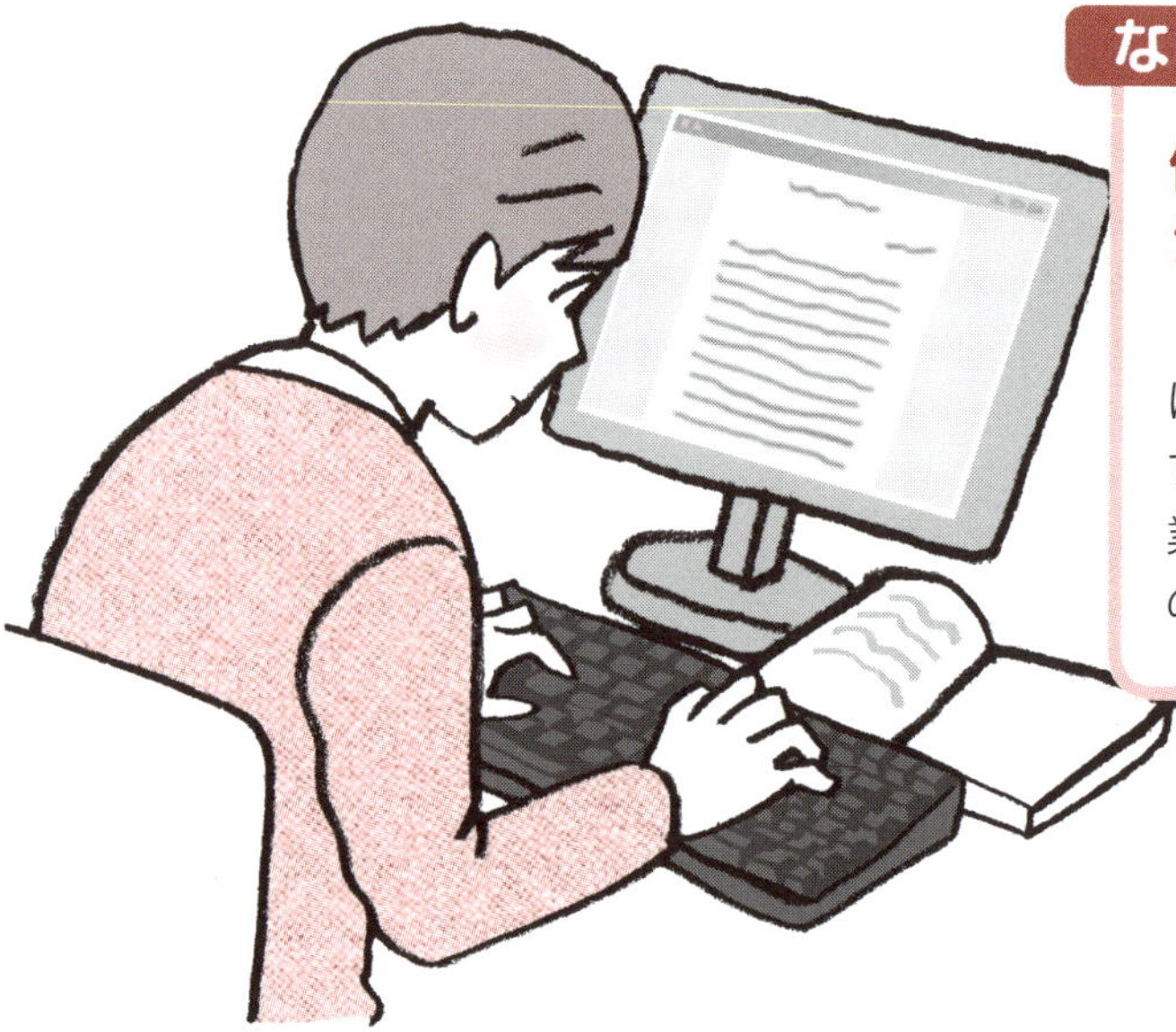

仕事のチェックポイントをリスト化し、定期的に評価を入力できるようにしておくとよい

なにをする？

仕事の成果をシート形式に

本人の仕事の成果や目標を、シートにまとめて全員がみられる形にします。支援者が書式をつくり、本人・企業に記入してもらって、定期的な相談の際、検討材料として使います。

仕事を評価する

支援者が書式を用意する。書式にしたがって、本人自身・企業の担当者・管理職などがそれぞれ、本人の仕事を評価する。月に１回程度の相談に合わせて評価するとよい

シート形式にして活用

全員の評価を企業または支援者がシート形式でまとめる。それを本人・企業・支援者の三者で相談する際に活用する

フォローアップシート				
チェック項目		評価		
		本人	企業	支援者
ハードスキル	集中して作業できる	◎	◎	○
	正確に作業できる	△	○	○
	指示通りに作業できる	◎	△	△
	困ったら質問できる	△	×	△
	作業の報告・連絡	○	△	△
	注意を聞いてしたがう	○	○	○
ソフトスキル	遅刻・欠勤をしない	◎	◎	○
	遅刻・欠勤を連絡する	◎	△	△
	職場のルールを守る	◎	△	○
	食事などのマナーを守る	◎	△	○
	休憩時間を適切に過ごす	◎	◎	◎
	清潔な身なりができる	○	△	△

フォローアップシートの例。本人と企業で評価が異なる項目や、評価が低い項目には相談が必要だとわかる。備考欄をもうけて文章で詳細を書くのもよい

どんな効果？

意識の違いがわかる

本人・企業・支援者が仕事の成果をそれぞれどう評価しているかがわかります。三者の意識の違いが視覚化されて、改善すべきポイントがみえてきます。

● 職場側にはどんな効果？

相談や指導の必要なポイントがわかります。

成果がみえる

さまざまな項目のなかで、本人が着実に成果をあげているところがわかる。本人は成長を、企業は本人の貢献を実感できる

目標がみえる

まだ十分にはできていないところもわかる。そこを今後の目標として設定する

支援者からひとこと

本人の努力が形になります

シート形式で成果や目標を示すと、本人の努力を可視化することができます。定期的にシートを作成し、蓄積していけば、本人の成長もみてとれるようになります。

本人にとっては自信のもとになり、同僚たちにとっては、本人の努力や工夫を具体的な形で知る、よい機会になります。

COLUMN

専門性の高い支援機関もある

専門的なツールを支援に活用

就労支援機関のなかには、発達障害の専門的な評価ツールやプログラムを活用しているところもあります。

就労移行支援事業所「ひゅーまにあ」では、ひゅーまにあ総合研修センターが中心となって、事業所への「TTAP」の導入にとりくんでいます。

支援者がTTAPを使って当事者のソフトスキルなどを確認・評価し、個別支援計画を作成するなどの実践がおこなわれています。

最近では「T-STEP」や「ESPIDD」なども、就労支援機関で参考にされています。支援機関を探す際、そのような「専門性の高さ」を考慮するのもひとつの方法です。

TTAP《ティータップ》

知的障害を伴うASDの移行支援に使われる評価ツール。就労支援の現場では、発達障害の人のソフトスキルなどを評価する指標として活用されている

T-STEP《ティーステップ》

知的障害を伴わないASDの学生の、高校・大学内での就労訓練プログラム。日本でも学生支援での活用が期待される

ESPIDD《エスピッド》

本書の監修者・梅永雄二氏が中心となって作成した就労支援プログラム。アスペルガー症候群（知的障害を伴わないASD）に特化した内容

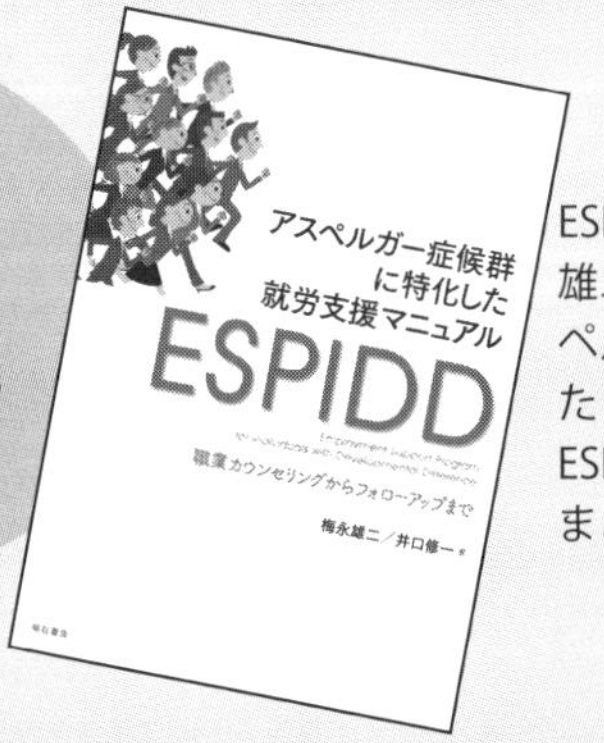

ESPIDDの詳細は、梅永雄二／井口修一著『アスペルガー症候群に特化した就労支援マニュアルESPIDD』（明石書店）にまとめられている

支援③　仕事を支える「生活」も大切に

仕事や職場の環境を整えることができても、
家庭生活が乱れていては、
規則正しく働き続けることは難しくなります。
生活面に問題がある場合には、
その点にサポートを受けることも重要です。

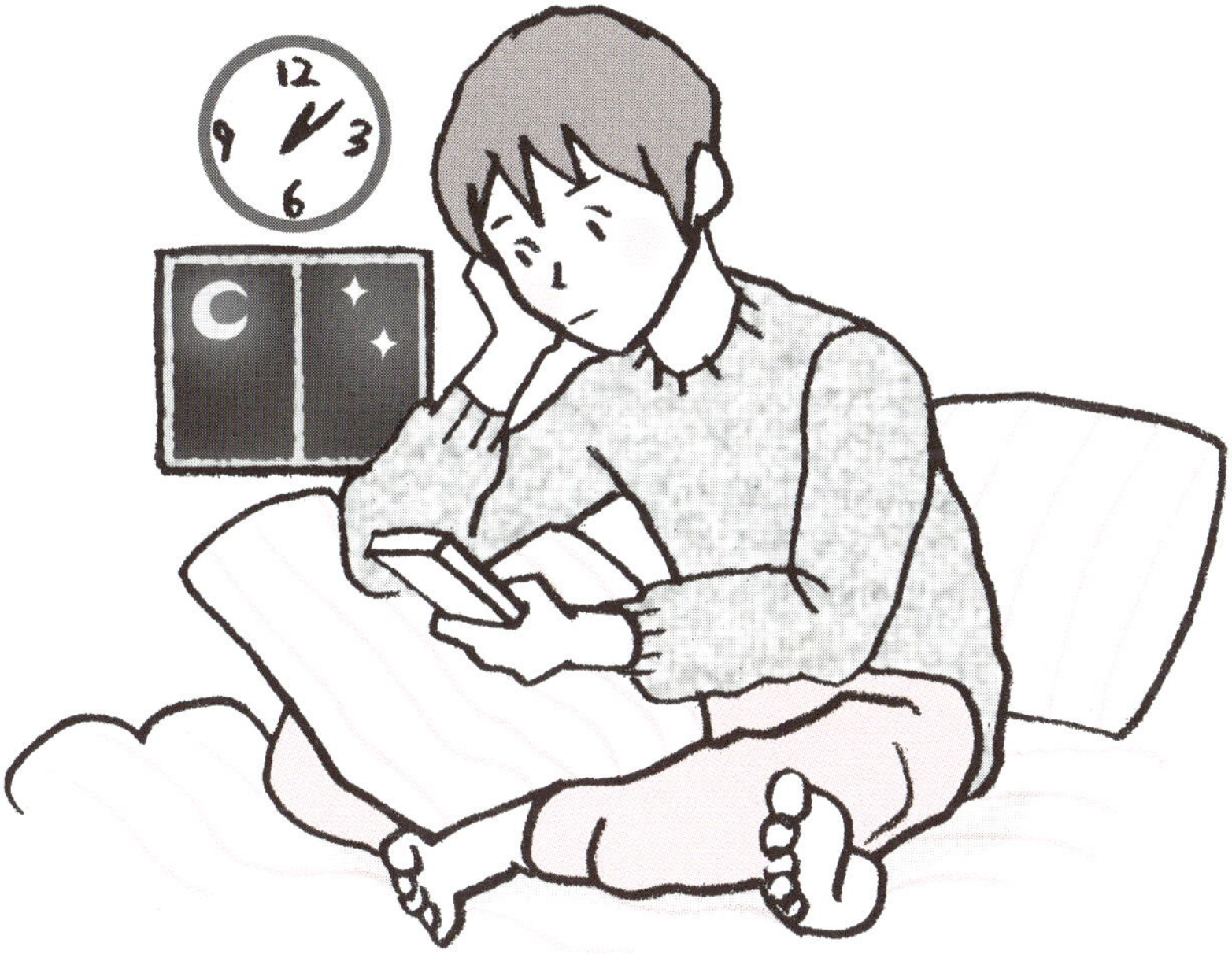

ケース5

生活面の見直しで問題を解決できたEさん

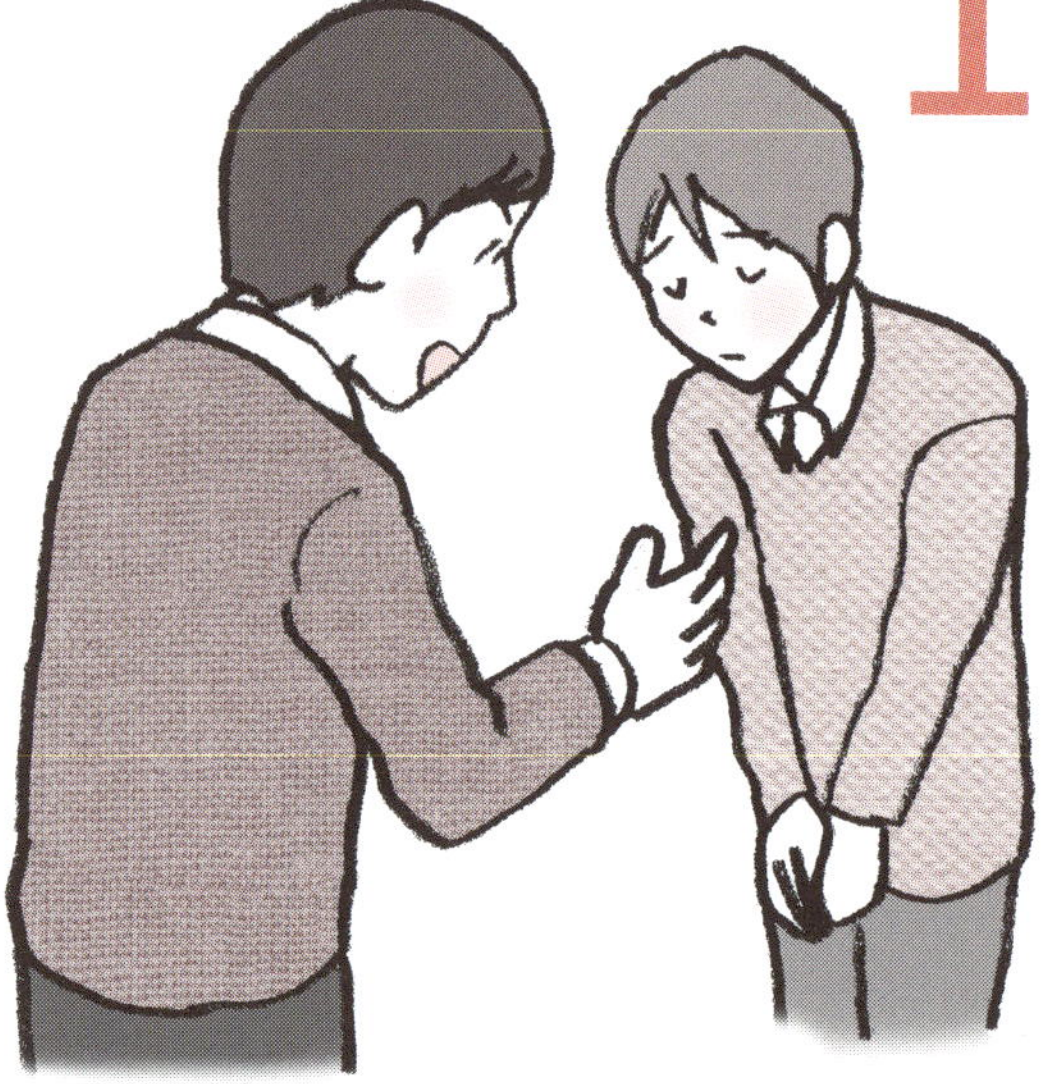

1

Eさんは20代男性です。就労支援を受けて保険会社に就職しました。障害者雇用で会社の理解を得て働きはじめ、仕事自体は問題なくこなせましたが、遅刻や欠勤が多く、職場で問題になってしまいました。

2

会社の担当者から何度か注意を受けましたが、Eさんには遅刻や欠勤がなかなか改善できませんでした。そこでEさんは就職時に就労支援を担当してくれた支援者に連絡し、対策を相談することに。

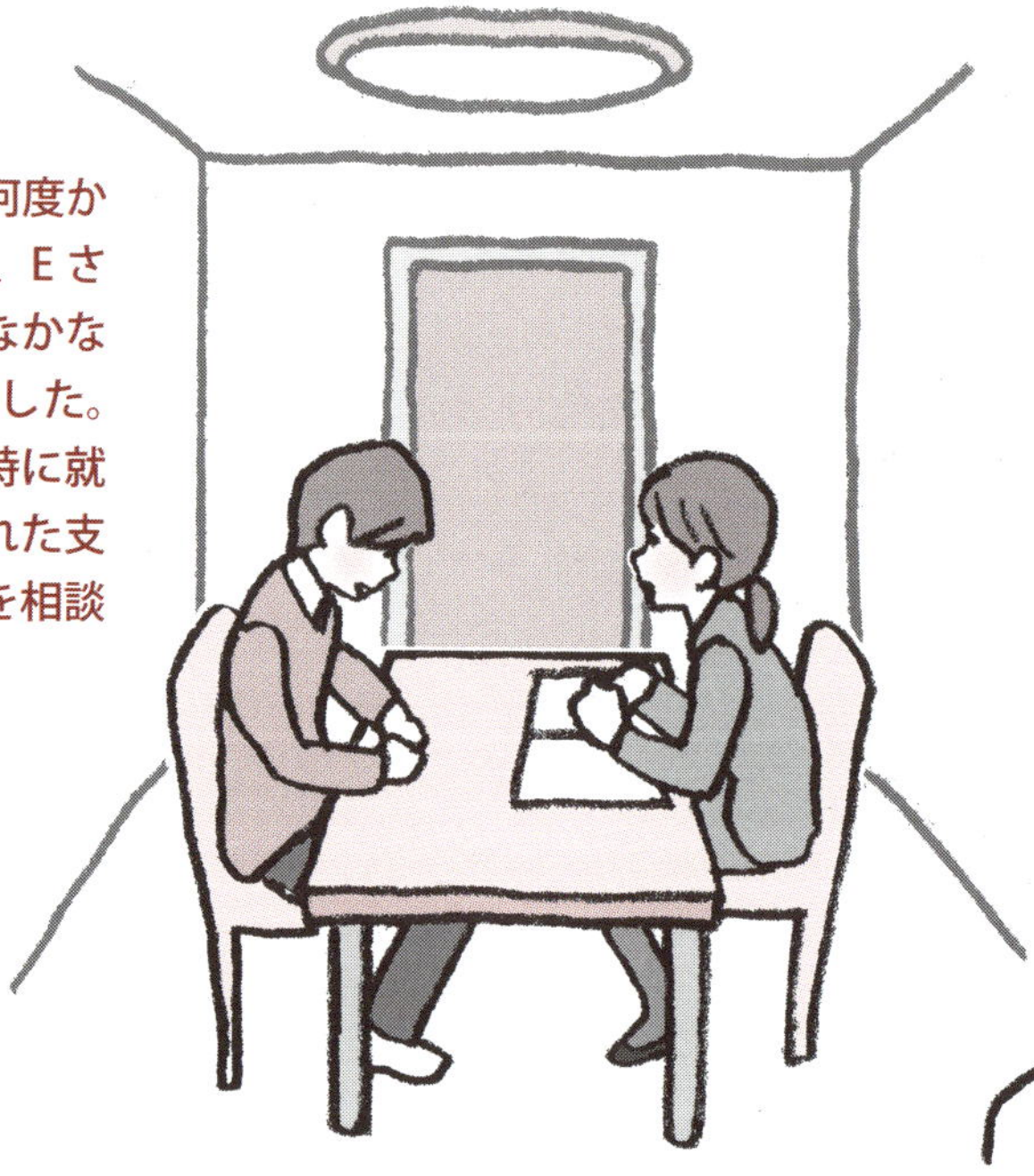

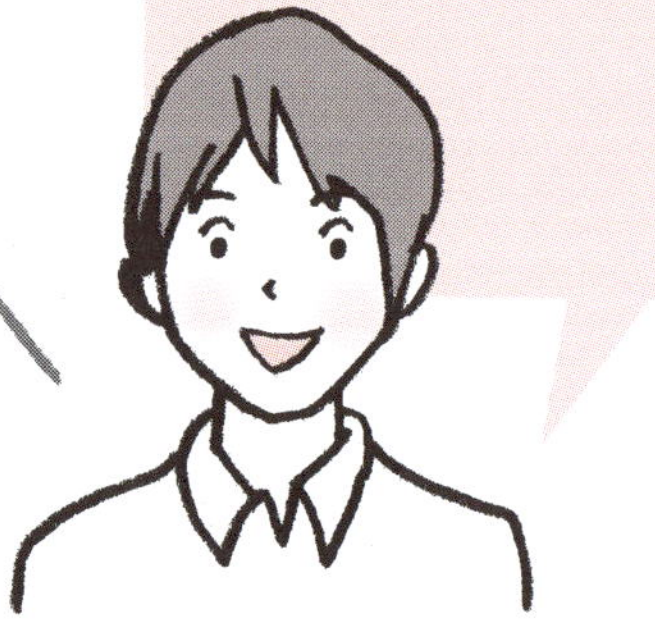

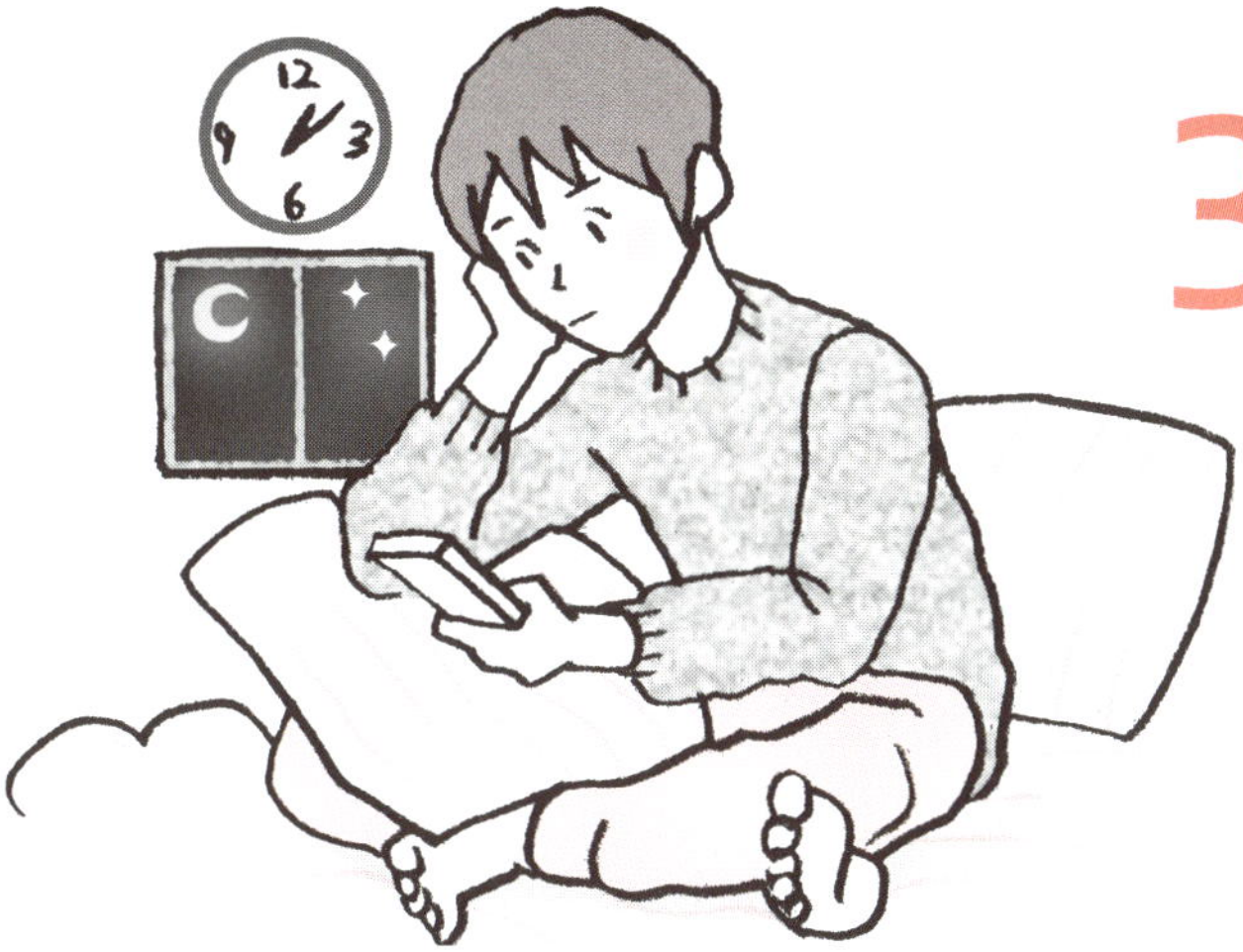

3

支援者と相談しながら、問題を整理しました。すると、Eさんは仕事のあと、就寝時刻を気にせずにスマホをみていることが多く、それが寝不足や体調不良につながり、遅刻や欠勤の原因になっていることがわかりました。

POINT

生活面の課題を本人がひとりで解決しようとしても、極端に苦手なことで、容易には改善しないという場合があります。支援者に相談し、助言を受けるようにしましょう。（88～91ページ参照）

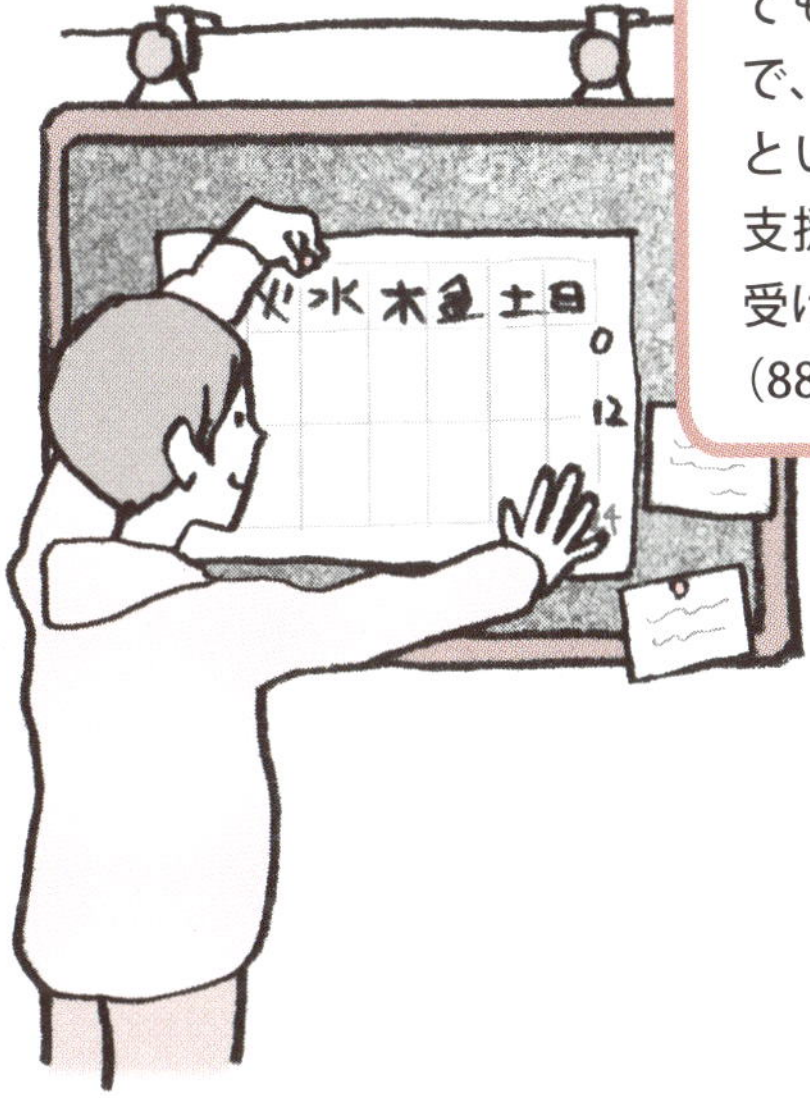

4

支援者の助言を受けて、Eさんは毎日のスケジュールを立てるようにしました。そして、その予定の範囲内でスマホをみたり、遊んだりすることに決めました。

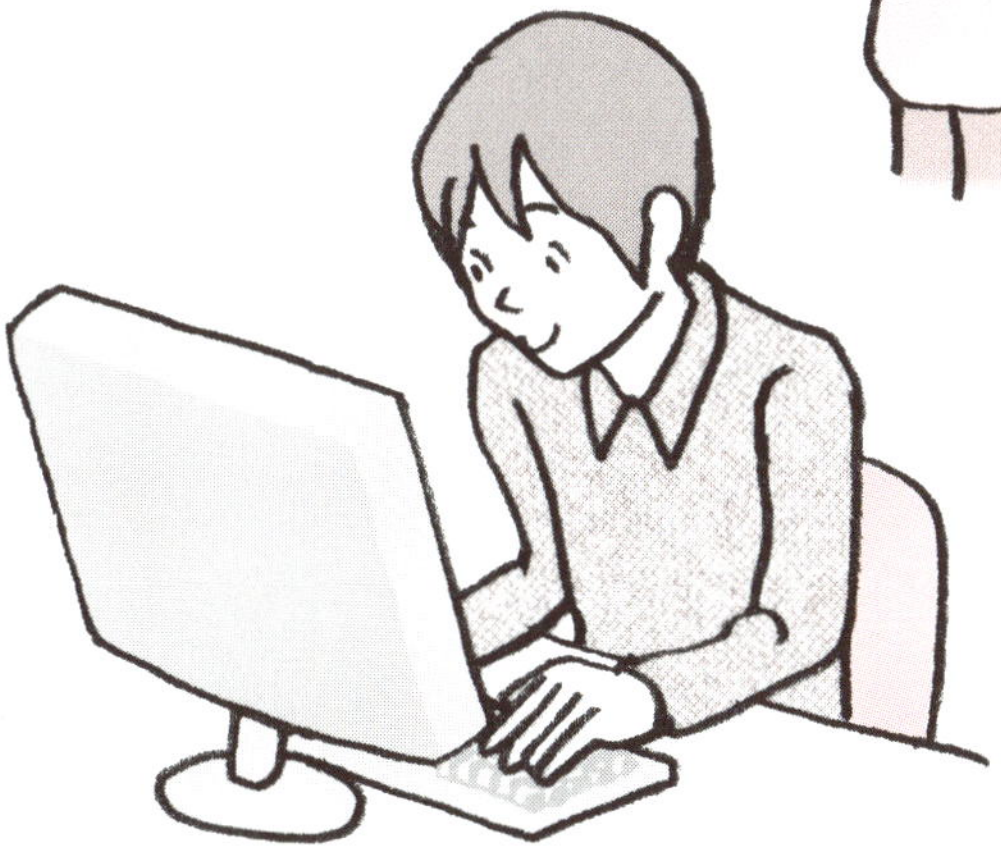

5

予定を立てて実践し、その結果を支援者と相談することを繰り返して、生活リズムを安定させていきました。数週間後にはEさんの遅刻・欠勤は大きく減り、状態が改善しました。

助言を受けながら本人が生活を整える

助言を受けながら自分で選択・決定する

就労支援では基本的に、本人が主役であり、企業や支援者はいわばサポート役です。本人は支援を受けながら、自分自身で就職や職場定着をめざします。

家族やまわりの人に説得されて就職をめざすのではなく、本人が働きたいという希望をもって、主体的にとりくむことが重要です。

本人の主体性は、生活面の課題にとりくむときには、より重要になります。生活面でも助言を得ることはできますが、私生活は、最終的には本人が自由に選択・決定するものであり、支援には限度があります。生活改善には本人が主体的にとりくんでいきましょう。

生活環境を整える

基本的な生活習慣が身についていないために、日常生活が乱れ、仕事に影響してしまうということがあります。長く働き続けるために、以下のような生活習慣を整えましょう。

健康管理

食事や睡眠、休養をとって心身の健康を管理する。不調のときには早めに医療機関にかかる

90 ページ参照

時間やお金

プライベートの時間や生活費の管理。趣味に時間やお金を使いすぎないようにする

92 ページ参照

身だしなみ

髪型や服装、持ち物などの身だしなみを整える。仕事で問題にならないようにする

94 ページ参照

生活リズム

規則正しく仕事に通えるように、生活リズムを整える。とくに休日の過ごし方に注意する

96 ページ参照

本人が主体的にとりくむ

日常生活の課題については、企業から支援を受けることは難しく、仕事のとき以上に、本人の主体性が重要となります。本人は支援者から助言を受けながら、自分自身で課題解決にとりくみましょう。

本人が主体的に

生活面の課題にはプライベートなことも多い。基本的には本人が自分で主体的にとりくみ、解決していく

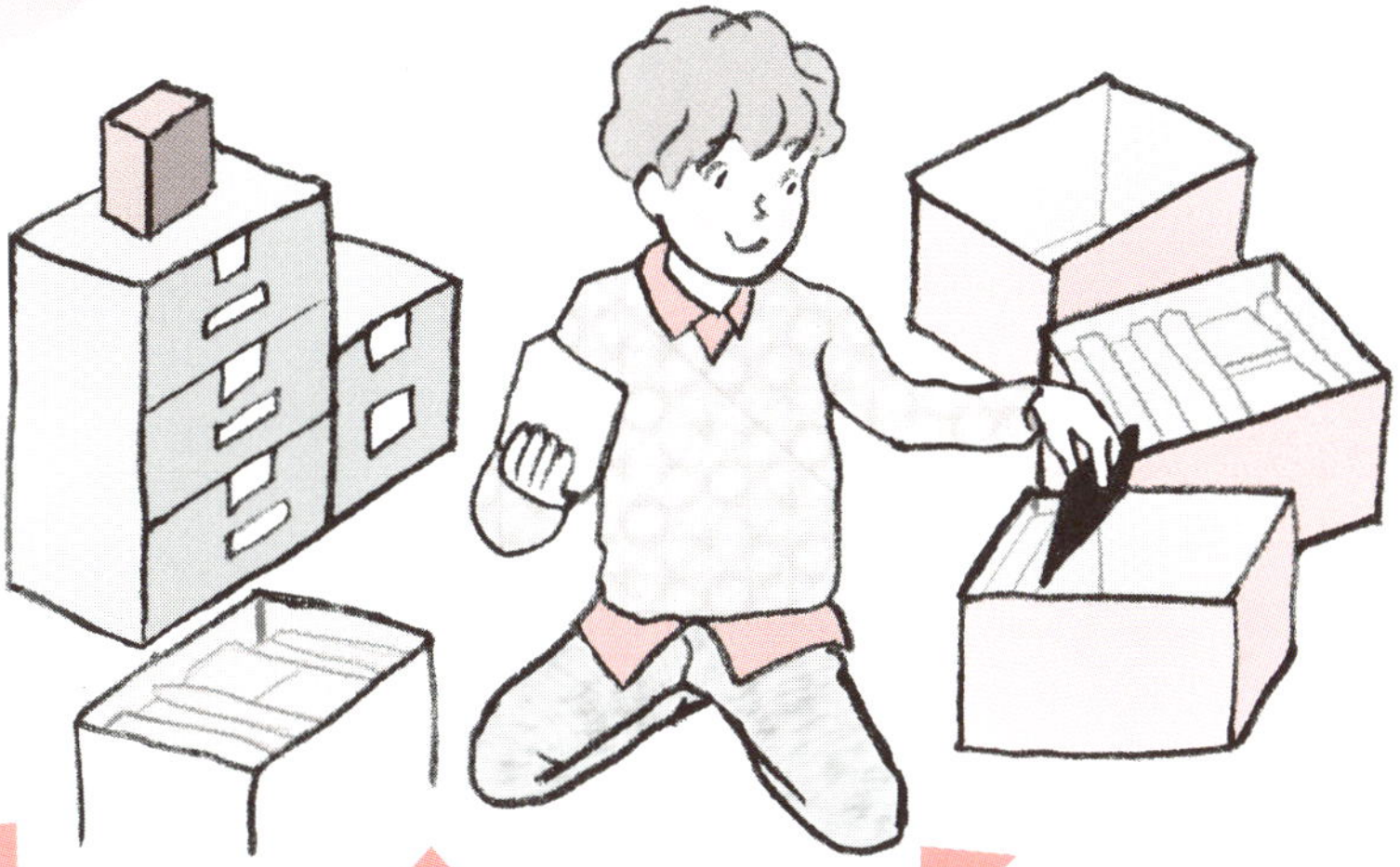

たとえば「部屋が散らかっていて、職場に提出する書類をなくしてしまう」という悩みに、「仕事用の棚を買う」「ほかのものは大ざっぱに片付ける」などの助言を受け、実践する

場合によってはサポート

サポート

サポート

企業は基本的に見守る

企業が私生活にふみこんで支援することは難しい。基本的には見守る。遅刻や整理整頓などの問題が仕事に影響する場合は、支援者と相談して環境調整をはかる。

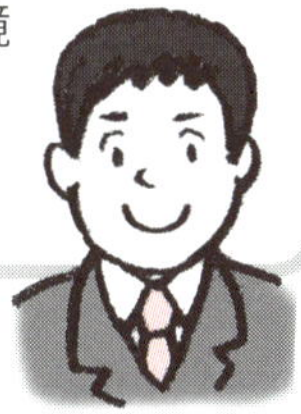

家族は相談にのる

生活面では、家族が頼りになる。家族が本人からの相談にのり、服装や持ち物の管理、生活リズムの調節などについて助言できれば、問題解決につながる。

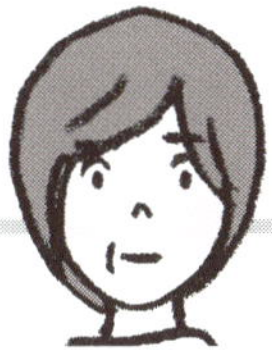

支援者は相談・助言

支援機関のなかには、本人の生活面の支援をしているところもある。支援者は本人の健康管理などの悩みの相談にのり、課題を整理して、対策を助言する。

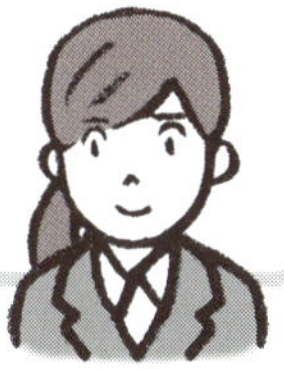

生活面の支援

健康管理などの「ライフスキル」を見直す

項目	課題	目標
健康管理	ストレスが強いと、睡眠不足になる	ストレスについて、支援者と定期的に相談する
健康管理	寝不足による遅刻・欠勤がある	就寝時刻を決めて記録をつけ、改善していく
時間・金銭管理	給与を無計画に使ってしまう	1ヵ月分の食費や遊興費などの限度額を決める
身だしなみ	清潔感を意識するのが難しい	家族の協力を得て、衣服の管理の仕方を見直す
生活リズム	趣味がなく、休日にストレスがたまる	運動や外出など、休日の予定を立てて実践する

ライフスキル支援のシートの例。本人が課題だと感じていることを支援者が聞きとり、書面にまとめたもの。企業からの要望をとりこむのもよい

なにをする？

ライフスキルを確認・改善

本人と支援者で相談して、生活面の課題を確認し、適切なライフスキルを習得できるように、改善策にとりくんでいきましょう。支援機関によっては、生活面まで含めて個別の支援計画を立て、シート形式で本人と共有しているところもあります。

課題を確認する

支援者に相談しながら、健康管理や金銭管理など生活面の課題を確認する

目標を立てて実践

支援者とともに目標を立て、課題の改善にとりくむ。課題や目標をシート形式でまとめると、意識しやすくなる

本人が自身の体力や疲れやすさを理解し、不調時には早めに医療機関にかかるようにする

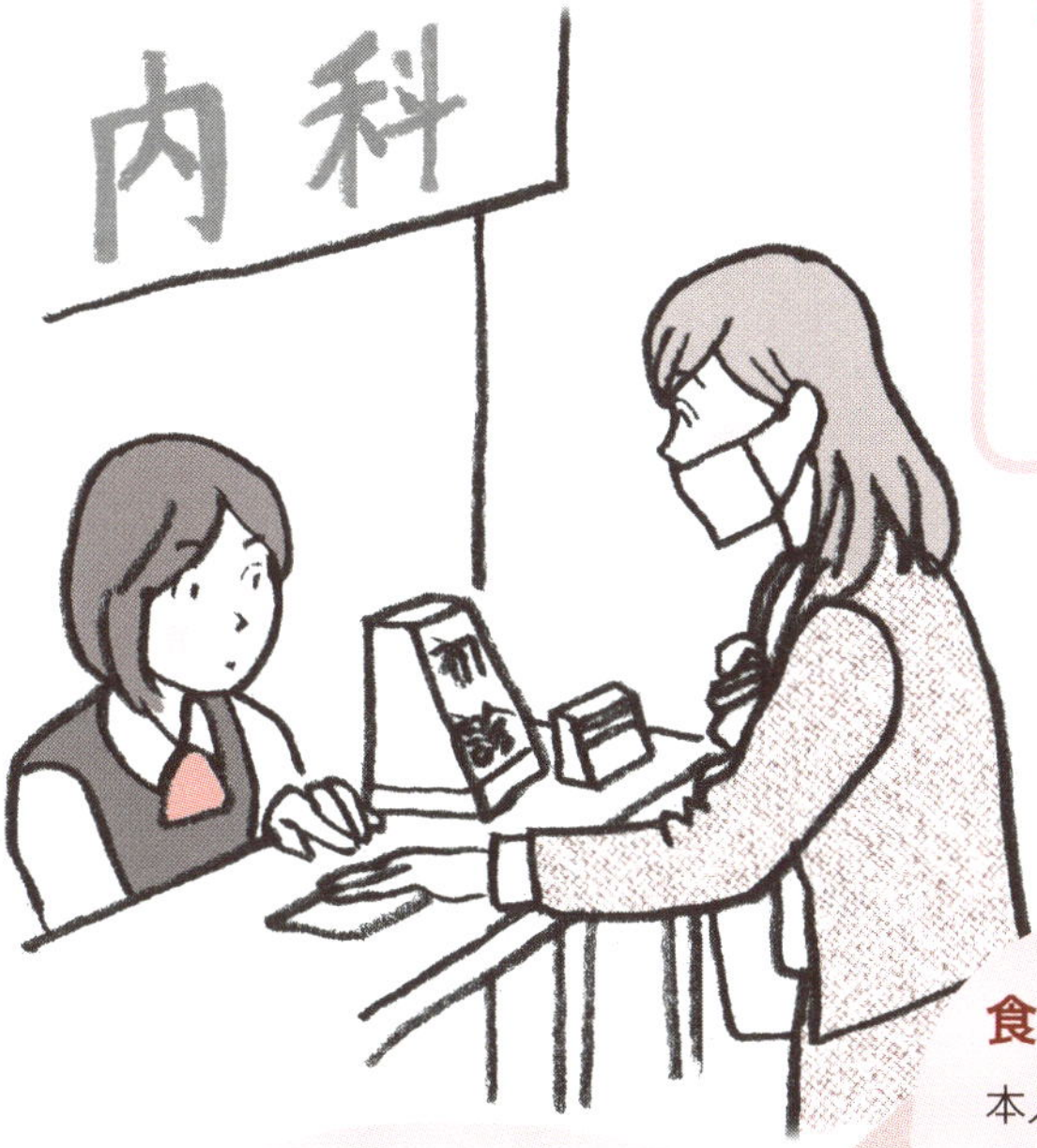

どんな効果？

生活が安定する

発達障害の人には、先の見通しを立てるのが苦手で、睡眠・食事が不規則になる人や、疲れていても無理をしてしまう人がいます。支援者とライフスキルを見直すことで、生活が安定して、仕事にもしっかりとりくめるようになります。

体調の安定

起床から就寝まで、一日の大まかな記録をつけて支援者と相談すると、課題がわかり、寝不足などの問題が改善。体調の安定につながる

食生活の安定

本人が不規則に好きなものを食べている場合がある。支援者と相談し、食事の内容や費用、回数を見直すことで、食生活が安定する

心身が健康に

睡眠や食事が安定すると、心身が健康になっていく。また、不調時の医療機関の利用法などを支援者と確認することで、体調の悪化を防げるように

体力がアップ

寝不足や不規則な食生活によって体力が低下していた場合、ライフスキルが整うことによって、基礎的な体力がアップする

支援者からひとこと

連絡の仕方も確認しましょう

健康管理の仕方を見直しても、体調不良になることもあるでしょう。そのとき、職場に遅刻や欠勤を伝えるための連絡の仕方も、支援者と確認しておきましょう。

発達障害の人のなかには、ぶっきらぼうな言い方で誤解を招いてしまう人や、連絡のタイミングが遅れて注意される人がいます。連絡の仕方の見直しも重要です。

生活面の支援

時間やお金の管理の仕方を「構造化」する

一定の金額を「1週間分の食費」として封筒に入れ、記録しながら使うといったしくみをつくって、実践していく

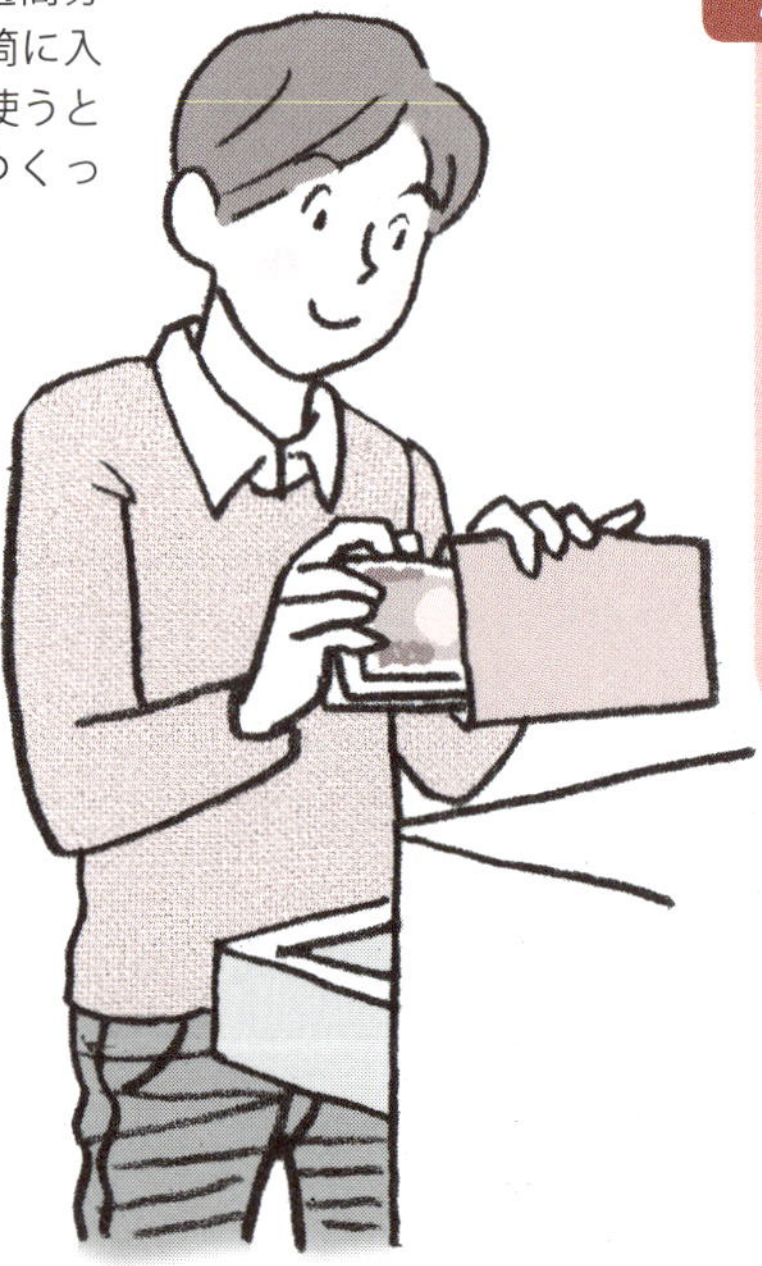

なにをする？

管理が難しければしくみをつくる

発達障害の人のなかには、こだわりが強く、趣味など好きなことに時間やお金を過度に使ってしまう人がいます。そういう人は自分に合った形で、時間やお金の使い方を「構造化」して、実践しましょう。

管理のしくみをつくる

支援者と相談し、時間やお金の使い方を「構造化（一定のしくみ化）」する。予定や予算を決め、図表にまとめたりして、本人が管理しやすい環境を整える

しくみ通りに実践する

設定したしくみの通りに実践してみる。うまくいかないところがあれば、また支援者と相談する

一定の時間にアラームが鳴るようにセット。テレビを見過ぎて寝不足になることが減る

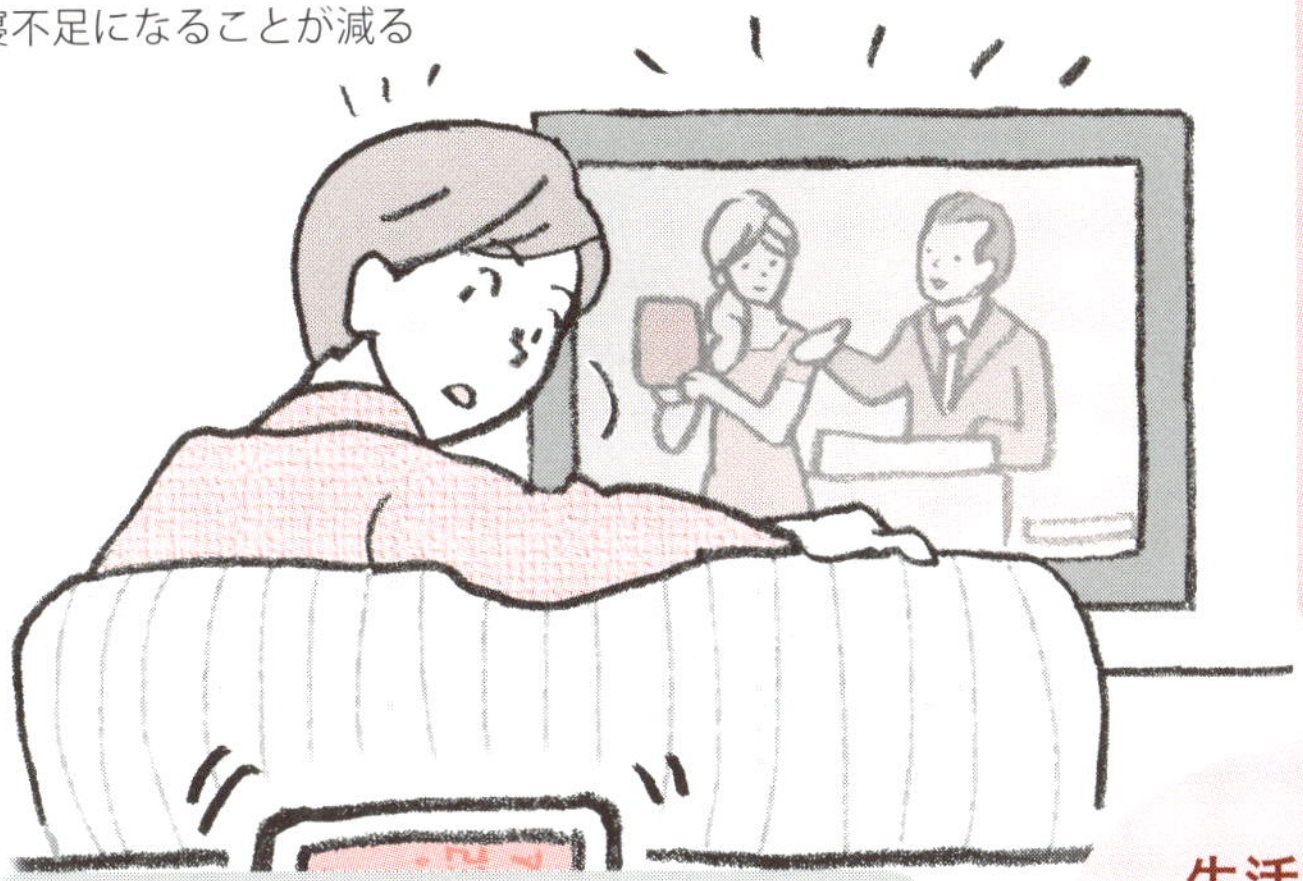

どんな効果？

時間やお金の浪費が減る

　本人が自分なりのやり方で、時間やお金を計画的に使えるようになります。自分に合わないやり方だった場合には、支援者と相談して方法を見直しましょう。

「構造化」の例

- 視覚的な情報の理解が得意なので、予定や予算を図表化して管理する
- 持ち歩くお金の上限額を決める。クレジットカードは使用しない
- 衝動的な行動が多いため、アラームを活用して時間を管理する

生活が乱れなくなる

しくみを守ることで、時間やお金を使いすぎてしまうことが減り、生活が乱れなくなる

↓

働き方も安定する

仕事に遅刻・欠勤することや、体調不良になることなどが減り、働き方も安定する

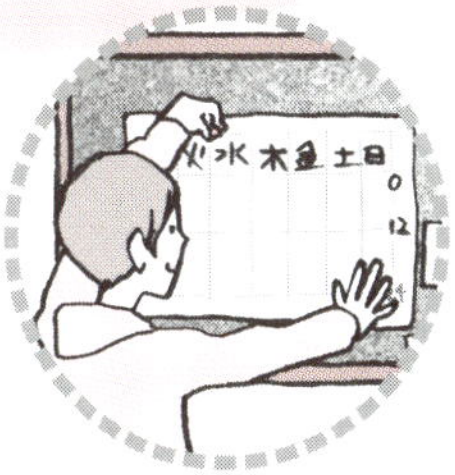

Eさん（87ページ参照）は支援を得て時間の管理に成功

梅永先生からひとこと

トレーニングより「構造化」を

　就労支援には、本人に一般常識を学ばせようとする「トレーニング」的なやり方もありますが、あまりおすすめできません。買い物の常識的な方法を学んだ人が、それを逆手にとられて詐欺にかかってしまうことなどがあります。

　方法を形式的に学ぶよりも、生活環境を「構造化」し、自分に合ったやり方で時間やお金を管理できるようにしたほうが、トラブルを防げて、スキルも伸びやすくなります。

生活面の支援

身だしなみなど、苦手なことは家族に相談

支援者に相談する

仕事にふさわしい身だしなみやふるまいなどを支援者に相談。基本的な注意点を教えてもらっておく

家族にも相談する

身だしなみについては、日々の生活で小さな疑問が生じることもある。家族にも相談できるようにしておきたい

なにをする？

協力を得て身だしなみを整える

時間やお金と同様に、身だしなみも計画を立てて「構造化」すれば、管理しやすくなります。しかし身だしなみには時間やお金のようにわかりやすい数値目標がないため、判断に迷うこともあります。支援者や家族に相談して、協力を得ましょう。

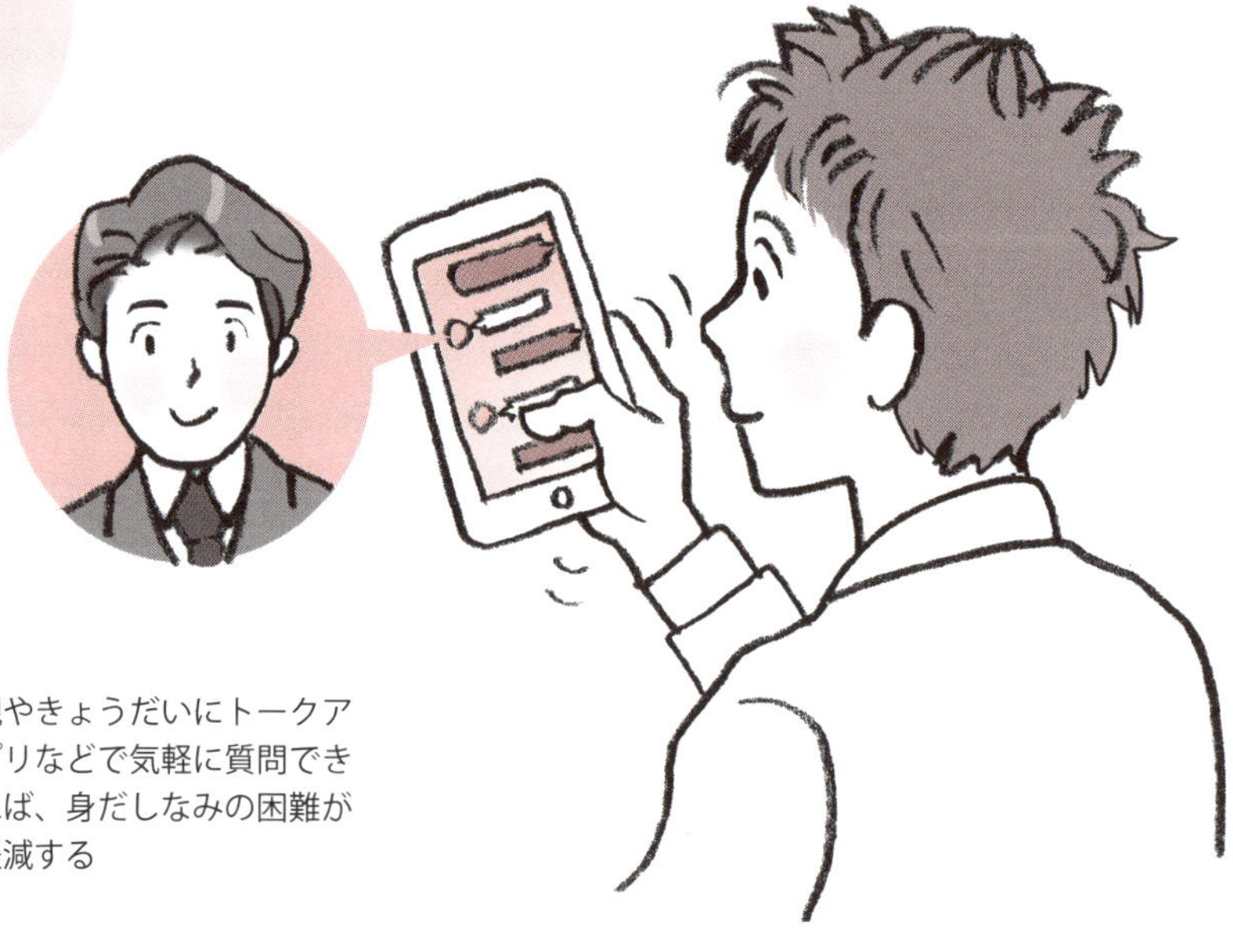

親やきょうだいにトークアプリなどで気軽に質問できれば、身だしなみの困難が軽減する

髪型や服装などを一定の基準で整えられるようになる

自宅や職場のデスクなどを片付ける習慣が身につく

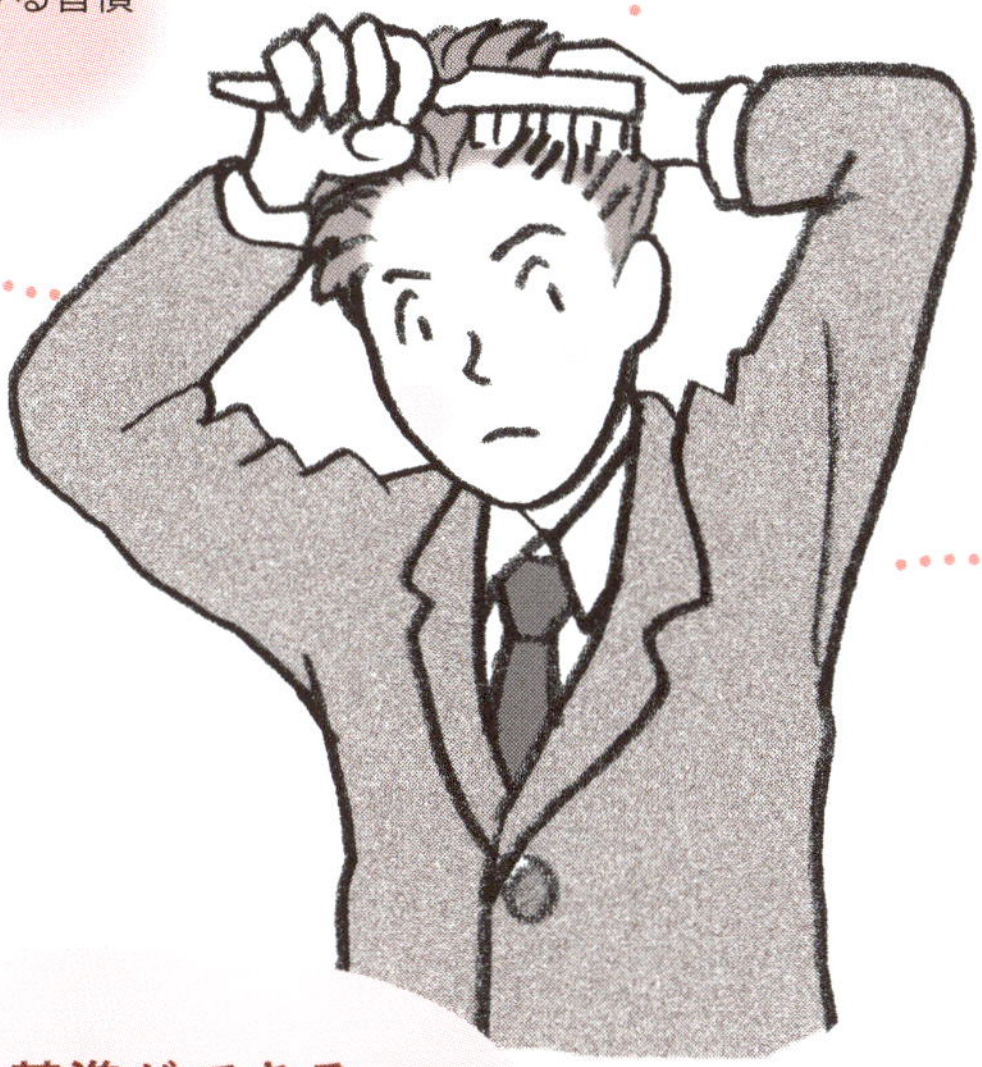

洗顔や入浴、散髪などの習慣が整い、清潔感を保てるように

どんな効果？

常識と大きくずれることが減る

身だしなみには数値目標はありませんが、支援者や家族とこまめに相談して、適切な状態や方法を少しずつ身につけていくと、一般常識から大きくはずれることは減ります。

本人に基準ができる

髪型や服装、持ち物などについて、一定の基準ができる。基準を守る意識をもてるようになる

↓

職場にも適応できる

日常生活だけでなく、職場でのさまざまな行動にも、基準がいきてくる。共用スペースをきれいに使えるようになったりする

身だしなみの基準を理解し、一定の手順を身につければ、ある程度のレベルは保てるようになる

支援者からひとこと

家庭での会話が学習の機会になります

身だしなみは、本人が自由に決めるもので、家族や同僚が口出しすべきではないと考える人もいるかもしれません。しかし発達障害の人の場合、本人が身だしなみの基準を理解できていない可能性もあります。家庭で日常的に身だしなみのことを話し合い、本人が基準を自然に学習できるようにするのもよいでしょう。

生活面の支援

休日に生活リズムが崩れないようにする

POINT

ASD の特性があって見通しを立てることが苦手な人の場合、休日に早朝から夜中まで外出する予定を立て、実行してしまうことがあります。現実的な計画になるよう、支援者や家族の助言を得ましょう。

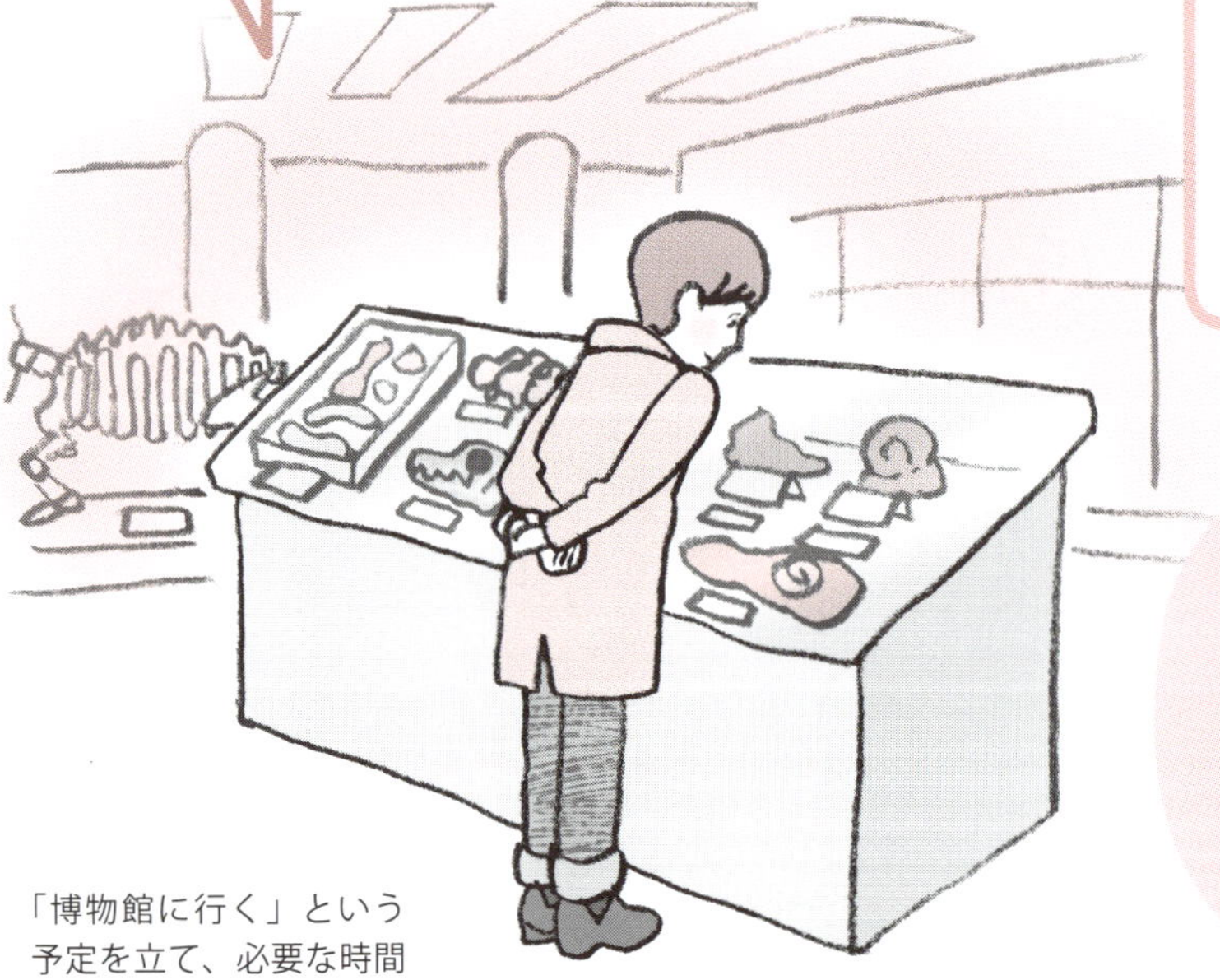

「博物館に行く」という予定を立て、必要な時間やお金を調べて、計画を整えておく

なにをする？

休日の予定を立てておく

発達障害の人のなかには、休日の自由時間をうまく使えない人がいます。遊びすぎてしまったり、反対に遊べなくてストレスを抱えたりするのです。休日の予定を立て、見通しをもつことも、ひとつのライフスキルといえます。

遊びや家事の予定を立てる

休日にすることを事前に計画し、予定を立てておく。遊びだけでなく、掃除や運動、散髪、公共料金の支払いなど、生活に必要なことも組みこむ

休日に適度にストレスを解消し、休み明けにはいきいきと出勤できるようになる

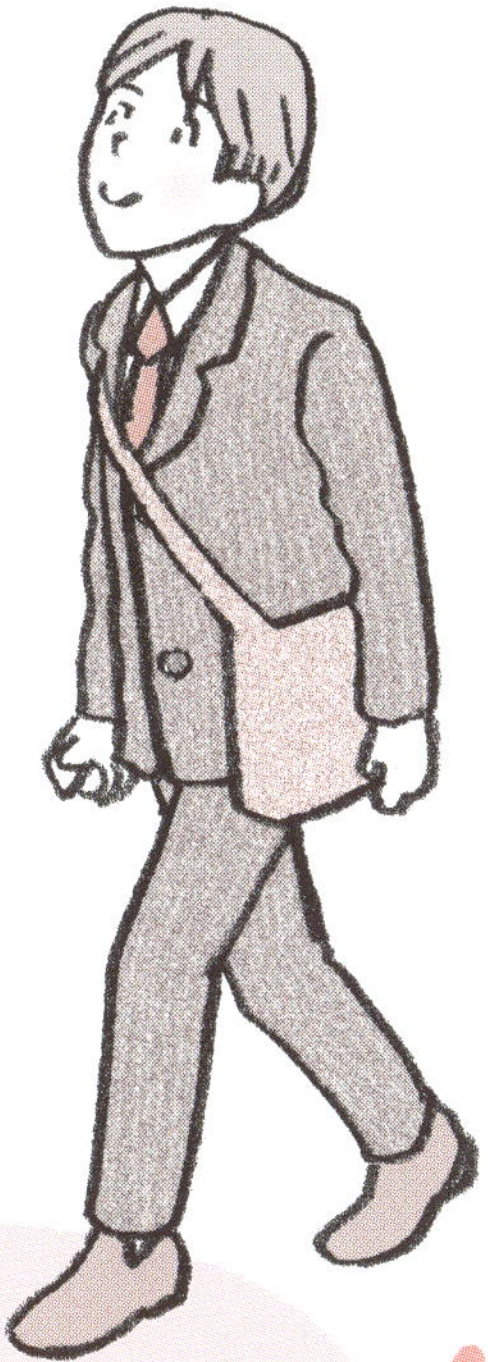

どんな効果？

リズムが安定し、遅刻・欠勤が減る

休日に趣味などのやりたいこと、掃除などのやるべきことを計画的にこなせるようになると、生活リズムが安定します。遅刻や欠勤が減り、職場定着の可能性が大きくなります。

1週間の生活リズムが安定する

仕事がある日と休日、それぞれの見通しが立てば、1週間の生活リズムが安定する

休み明けの遅刻・欠勤が減る

休日に生活リズムが崩れて、休み明けに遅刻・欠勤するという問題が減る。仕事のパフォーマンスが安定する

梅永先生からひとこと

余暇の支援は重要です

発達障害があるといっても、本人は大人なのだから、休日のことは本人にまかせるべきで、支援者や家族がわざわざ介入しなくてもよいと感じるかもしれません。

しかし、発達障害の人が休日の過ごし方に悩み、ストレスを抱えているという例は実際によくあります。海外でも、余暇の支援は重視されています。先入観をもたずに、本人が困っているかどうかをよく確認してください。

余暇が充実すればストレス解消に

本人が余暇を楽しく過ごせるようになれば、仕事で苦労することがあっても、そのストレスを自分で発散できるようになります。休日への支援は、ストレスマネジメントの一環になります。本人も支援者も、休日の過ごし方について相談する機会をもちましょう。

COLUMN

仕事以外の収入源、障害年金

障害の程度によっては年金が支給される

発達障害がある人は、日常生活や仕事などに著しい制限を受けている場合、その程度によっては障害年金が支給されることがあります。

生活上の支障が多く、すぐに働くことが難しいという場合には、まずは障害年金を受給しながら生活を立て直すということも、ひとつの選択肢となります。

ただし、障害の認定や年金支給にはさまざまな要件があります。詳細は自治体の福祉や年金の相談窓口、年金事務所、日本年金機構などに問い合わせてください。

		障害基礎年金	障害厚生年金
障害の各等級の目安	**1級** 日常生活への適応が困難でつねに支援を必要としている状態	以下の金額に、18歳未満の子どもの人数による加算がある **974,125円＋加算（年額）**	厚生年金の加入者の場合には、障害基礎年金に加えて障害厚生年金が支給される。金額は報酬に基づいて算定される **報酬比例の年金額×1.25円**
	2級 日常生活への適応に支援を必要としている状態	1級と同様に、18歳未満の子どもの人数による加算がある **779,300円＋加算（年額）**	1級と同様に、障害厚生年金が加算される。金額は報酬に基づいて算定されるが、1級よりも低い **報酬比例の年金額**
	3級 就労に著しい制限がある状態	障害とは認定されるが、年金は支給されない	障害厚生年金は、等級が3級でも支給される。報酬に基づく算定だが、最低保障額が定められている **報酬比例の年金額**

※金額は平成30年度のものです。障害厚生年金の1級・2級には配偶者の加給年金額が加算される場合があります。

■ 監修者プロフィール

梅永雄二（うめなが・ゆうじ）

1955年、福岡県生まれ。早稲田大学教育・総合科学学術院教授。博士（教育学）。臨床心理士。慶應義塾大学文学部社会・心理・教育学科卒業。障害者職業総合センター、ノースカロライナ大学医学部TEACCH部留学、明星大学、宇都宮大学などをへて現職。専門は発達障害の人の就労支援。

主な書籍に『15歳までに始めたい！　発達障害の子のライフスキル・トレーニング』（監修、講談社）、『仕事がしたい！　発達障害がある人の就労相談』（編著、明石書店）など。

●取材協力	縄岡好晴 （千葉県発達障害者支援センター） 上原深音 （株式会社チャレンジドジャパン・ひゅーまにあ総合研修センター）
●編集協力	石川智、オフィス201
●カバーデザイン	岡本歌織（next door design）
●カバーイラスト	金子真理
●本文デザイン	南雲デザイン
●本文イラスト	梶原香央里

■ 参考文献

梅永雄二編著『発達障害者の雇用支援ノート』（金剛出版）

梅永雄二編著『仕事がしたい！　発達障害がある人の就労相談』（明石書店）

梅永雄二／井口修一著『アスペルガー症候群に特化した就労支援マニュアルESPIDD――職業カウンセリングからフォローアップまで』（明石書店）

梅永雄二／スマートキッズ療育チーム監修『発達障害の子どもたちのためのお仕事図鑑　子どもたちの「やってみたい！」を引き出すキャリア教育』（唯学書房）

柘植雅義監修、梅永雄二編著『発達障害のある人の就労支援』（金子書房）

石井京子／池嶋貫二／林哲也／大滝岳光／馬場実智代著『発達障害のある方と働くための教科書』（日本法令）

鈴木慶太＋飯島さなえ監修、TEENS執筆チーム編著『発達障害の子のためのハローワーク』（合同出版）

健康ライブラリー

発達障害《はったつしょうがい》の人《ひと》の「就労支援《しゅうろうしえん》」がわかる本《ほん》

2019年3月12日　第1刷発行
2025年1月17日　第2刷発行

監修	梅永雄二（うめなが・ゆうじ）
発行者	篠木和久
発行所	株式会社 講談社 東京都文京区音羽２丁目12-21 郵便番号　112-8001 電話番号　編集　03-5395-3560 販売　03-5395-5817 業務　03-5395-3615
印刷所	TOPPAN株式会社
製本所	株式会社若林製本工場

N.D.C.493　98p　21cm

ISBN978-4-06-514984-3

「大人のＡＤＨＤ」のための段取り力

司馬クリニック院長
司馬理英子　監修

頻発する遅刻や忘れ物、片づけられない……
５つの課題に取り組んで段取り力を身につけよう！

ISBN978-4-06-259696-1

ＡＤＨＤの人の「やる気」マネジメント
「先延ばしグセ」を「すぐやる」にかえる！

司馬クリニック院長
司馬理英子　監修

やる気はあるのに行動に結びつかない
その理由と対策を徹底図解！

ISBN978-4-06-518677-0

新版　大人の発達障害に気づいて・向き合う完全ガイド

公認心理師・臨床心理士・臨床発達心理士
黒澤礼子　著

すぐに使える「記入式シート」で
発達障害の傾向と対応策がわかる。

ISBN978-4-06-512133-7

大人の発達障害　働き方のコツがわかる本

昭和大学附属烏山病院発達障害医療研究所所長
太田晴久　監修

「仕事の進め方」と「対人関係」がうまくいく！
働くことがぐっと楽になる職場で役立つスキルが満載。

ISBN978-4-06-534670-9

発達障害の人が自己実現力をつける本　社会に出る前にできること

ＮＰＯ法人えじそんくらぶ代表
高山恵子　監修

自分自身の特性を理解しスキルを身につけて
社会貢献しながら生きていくには

ISBN978-4-06-531957-4

大人の発達障害　グレーゾーンの人たち

林　寧哲、OMgray事務局　監修

ある程度は社会に適応できているのに、生きづらい……
発達障害「かもしれない」人へ、診断、対応法を徹底解説。

ISBN978-4-06-520610-2

イライラしない、怒らない　ＡＤＨＤの人のためのアンガーマネジメント

ＮＰＯ法人えじそんくらぶ代表
高山恵子　監修

怒りをコントロールできれば心が落ち着き、人間関係もうまくいく！

ISBN978-4-06-259855-2

大人の発達障害　生きづらさへの理解と対処

精神科医
市橋秀夫　監修

会話の仕方、仕事の選び方、働き方……
もう、職場で困らない、人間関係に悩まない。

ISBN978-4-06-513315-6